# Bluthochdruck im Griff: Praktische Tipps für ein gesundes Leben

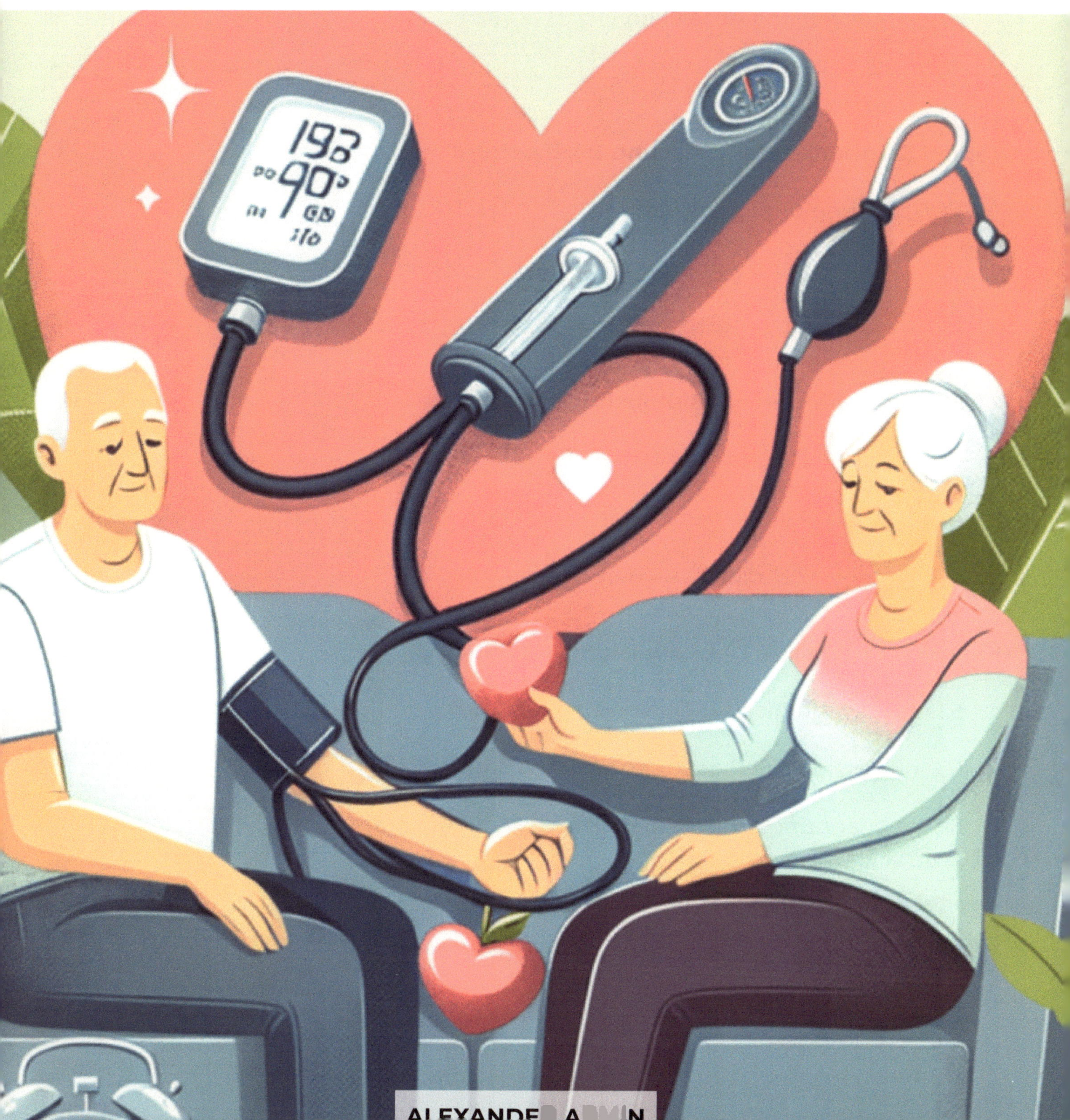

# INHALTSVERZEICHNIS

# 1
# Einführung in Bluthochdruck

## 1.1 Definition und Bedeutung

Bluthochdruck, medizinisch als Hypertonie bezeichnet, ist eine chronische Erkrankung, die durch einen dauerhaft erhöhten Blutdruck in den Arterien gekennzeichnet ist. Die Weltgesundheitsorganisation (WHO) definiert Bluthochdruck als einen systolischen Blutdruck von 140 mmHg oder höher und/oder einen diastolischen Blutdruck von 90 mmHg oder höher. Diese Werte sind entscheidend, da sie das Risiko für schwerwiegende gesundheitliche Komplikationen erheblich erhöhen können.

Die Bedeutung der frühzeitigen Erkennung und Behandlung von Bluthochdruck kann nicht genug betont werden. Unbehandelter Bluthochdruck führt häufig zu ernsthaften Erkrankungen wie Herzinfarkt, Schlaganfall und Nierenversagen. Diese Komplikationen sind nicht nur lebensbedrohlich, sondern auch mit hohen Gesundheitskosten verbunden, sowohl für die Betroffenen als auch für das Gesundheitssystem insgesamt.

Ein weiterer Aspekt der Bedeutung von Bluthochdruck liegt in seiner weit verbreiteten Natur. Schätzungen zufolge sind weltweit über 1,13 Milliarden Menschen betroffen, wobei viele sich ihrer Erkrankung nicht bewusst sind. Dies verdeutlicht die Notwendigkeit regelmäßiger Gesundheitsuntersuchungen und Aufklärung über Risikofaktoren wie Übergewicht, Bewegungsmangel und ungesunde Ernährung.

Zusätzlich spielt der Lebensstil eine entscheidende Rolle bei der Entstehung und Kontrolle von Bluthochdruck. Faktoren wie Stressmanagement, körperliche Aktivität und eine ausgewogene Ernährung können signifikant zur Senkung des Blutdrucks beitragen. Programme zur Prävention und Intervention sollten daher umfassend gestaltet sein und sowohl medizinische als auch verhaltensbezogene Ansätze integrieren.

Insgesamt ist die Auseinandersetzung mit Bluthochdruck nicht nur für Einzelpersonen wichtig, sondern hat auch gesellschaftliche Relevanz. Durch präventive Maßnahmen kann die Lebensqualität vieler Menschen verbessert werden, während gleichzeitig die Belastung des Gesundheitssystems verringert wird. Ein informierter Umgang mit dieser Erkrankung ist somit unerlässlich für ein gesundes Leben.

## 1.2 Prävalenz und Statistiken

Die Prävalenz von Bluthochdruck ist ein zentrales Thema in der öffentlichen Gesundheit, da es sich um eine weit verbreitete Erkrankung handelt, die erhebliche Auswirkungen auf die Lebensqualität und das Gesundheitssystem hat. Laut Schätzungen der Weltgesundheitsorganisation (WHO) sind weltweit über 1,13 Milliarden Menschen betroffen. Diese Zahl verdeutlicht nicht nur die Verbreitung der Krankheit, sondern auch die Dringlichkeit von Aufklärungs- und Präventionsmaßnahmen.

In Deutschland liegt die Prävalenz von Bluthochdruck bei etwa 30 bis 40 Prozent der Erwachsenen. Besonders betroffen sind ältere Menschen, wobei mehr als 60 Prozent der über 65-Jährigen an Hypertonie leiden. Diese Altersgruppe ist besonders anfällig für kardiovaskuläre Erkrankungen, was die Notwendigkeit regelmäßiger Blutdruckkontrollen unterstreicht.

Ein weiterer wichtiger Aspekt ist die Dunkelziffer: Viele Betroffene wissen nichts von ihrer Erkrankung. Schätzungen zufolge sind rund 50 Prozent der Menschen mit Bluthochdruck nicht diagnostiziert. Dies führt zu einer erhöhten Gefahr schwerwiegender Komplikationen wie Herzinfarkt oder Schlaganfall, da unbehandelter Bluthochdruck oft keine Symptome zeigt.

Statistische Daten zeigen auch einen signifikanten Zusammenhang zwischen Lebensstilfaktoren und der Entwicklung von Bluthochdruck. Übergewicht, Bewegungsmangel und ungesunde Ernährung sind wesentliche Risikofaktoren. In Deutschland haben etwa 67 Prozent der Männer und 53 Prozent der Frauen Übergewicht oder Adipositas, was direkt zur Zunahme von Hypertonie beiträgt.

Zusätzlich gibt es regionale Unterschiede in der Prävalenz von Bluthochdruck innerhalb Deutschlands sowie international. In ländlichen Gebieten kann die Rate höher sein als in städtischen Regionen, was auf unterschiedliche Lebensstile und Zugang zu Gesundheitsdiensten hinweist.

Die Erhebung solcher Daten ist entscheidend für die Planung effektiver Gesundheitsstrategien und -programme zur Bekämpfung dieser weit verbreiteten Erkrankung. Durch gezielte Aufklärungskampagnen können Risikofaktoren adressiert werden, um so langfristig die Zahl der Betroffenen zu senken und das Bewusstsein für diese ernsthafte Gesundheitsbedrohung zu schärfen.

## 1.3 Auswirkungen auf die Gesundheit

Die gesundheitlichen Auswirkungen von Bluthochdruck sind weitreichend und betreffen nicht nur das Herz-Kreislauf-System, sondern auch andere Organsysteme. Hypertonie wird oft als „stiller Killer“ bezeichnet, da sie häufig asymptomatisch verläuft und viele Menschen sich ihrer Erkrankung nicht bewusst sind. Dies führt dazu, dass die Krankheit unbehandelt bleibt und schwerwiegende Komplikationen auftreten können.

Eine der gravierendsten Folgen von Bluthochdruck ist das erhöhte Risiko für kardiovaskuläre Erkrankungen. Studien zeigen, dass Personen mit unbehandeltem Bluthochdruck ein bis zu viermal höheres Risiko haben, einen Herzinfarkt oder Schlaganfall zu erleiden. Diese Ereignisse können nicht nur lebensbedrohlich sein, sondern auch zu dauerhaften Behinderungen führen, die die Lebensqualität erheblich beeinträchtigen.

Darüber hinaus kann Bluthochdruck auch zu chronischen Nierenerkrankungen führen. Die Nieren sind auf eine angemessene Durchblutung angewiesen, um Abfallprodukte aus dem Blut zu filtern. Hoher Blutdruck schädigt die feinen Blutgefäße in den Nieren und kann im Laufe der Zeit zur Niereninsuffizienz führen. In Deutschland sind etwa 30 Prozent der Dialysepatienten aufgrund von Hypertonie auf diese Behandlung angewiesen.

Ein weiterer oft übersehener Aspekt ist der Einfluss von Bluthochdruck auf die geistige Gesundheit. Es gibt Hinweise darauf, dass Menschen mit Hypertonie ein höheres Risiko für kognitive Beeinträchtigungen und Demenz haben können. Die verminderte Durchblutung des Gehirns kann langfristig zu Gedächtnisproblemen und anderen neurologischen Störungen führen.

- **Kardiovaskuläre Erkrankungen:** Erhöhtes Risiko für Herzinfarkt und Schlaganfall.
- **Nierenschäden:** Chronische Nierenerkrankungen durch Schädigung der Nierengefäße.
- **Geistige Gesundheit:** Zusammenhang zwischen Bluthochdruck und kognitiven Beeinträchtigungen.

Zusammenfassend lässt sich sagen, dass die Auswirkungen von Bluthochdruck auf die Gesundheit vielschichtig sind und sowohl körperliche als auch psychische Aspekte umfassen. Eine frühzeitige Diagnose sowie präventive Maßnahmen sind entscheidend, um diese schwerwiegenden Gesundheitsrisiken zu minimieren und die Lebensqualität der Betroffenen zu verbessern.

# 2
# Medizinische Grundlagen des Bluthochdrucks

## 2.1 Ursachen von Bluthochdruck

Die Ursachen von Bluthochdruck, auch als Hypertonie bekannt, sind vielfältig und können in verschiedene Kategorien unterteilt werden. Das Verständnis dieser Ursachen ist entscheidend für die Prävention und das Management der Erkrankung. In diesem Abschnitt werden sowohl primäre als auch sekundäre Ursachen beleuchtet, um ein umfassendes Bild zu vermitteln.

Primäre Hypertonie, die etwa 90-95% aller Fälle ausmacht, hat keine eindeutig identifizierbare Ursache. Sie entwickelt sich oft über Jahre hinweg und wird durch eine Kombination genetischer Faktoren, Lebensstilentscheidungen und Umweltfaktoren beeinflusst. Zu den wesentlichen Risikofaktoren gehören:

- **Genetik:** Eine familiäre Vorbelastung kann das Risiko erhöhen, an Bluthochdruck zu erkranken.
- **Ernährung:** Eine salzreiche Ernährung sowie ein hoher Konsum von gesättigten Fetten können zur Entwicklung von Hypertonie beitragen.
- **Mangelnde Bewegung:** Ein sedentärer Lebensstil fördert Übergewicht und damit verbundene Gesundheitsprobleme.
- **Stress:** Chronischer Stress kann den Blutdruck erhöhen und langfristige gesundheitliche Folgen haben.

Sekundäre Hypertonie hingegen ist auf spezifische medizinische Zustände oder Medikamente zurückzuführen. Diese Form tritt seltener auf, macht jedoch einen signifikanten Teil der Fälle aus. Zu den häufigsten Ursachen zählen:

- **Nierenkrankheiten:** Erkrankungen wie chronische Niereninsuffizienz können den Blutdruck erheblich beeinflussen.
- **Hormonelle Störungen:** Erkrankungen wie das Cushing-Syndrom oder das Conn-Syndrom führen zu einer Überproduktion bestimmter Hormone, die den Blutdruck steigern.
- **Medikamente:** Bestimmte Arzneimittel, darunter einige Schmerzmittel und Antidepressiva, können als Nebenwirkung Bluthochdruck verursachen.

Zudem spielen auch andere Faktoren wie Alter und Geschlecht eine Rolle bei der Entstehung von Bluthochdruck. Mit zunehmendem Alter steigt das Risiko für Hypertonie aufgrund physiologischer Veränderungen im Gefäßsystem. Männer sind tendenziell früher betroffen als Frauen, wobei nach der Menopause das Risiko für Frauen ansteigt.

Daher ist es wichtig, die individuellen Risikofaktoren zu erkennen und geeignete Maßnahmen zur Prävention zu ergreifen. Ein gesundheitsbewusster Lebensstil kann helfen, die Wahrscheinlichkeit einer Hypertonie signifikant zu reduzieren.

## 2.2 Symptome und Anzeichen

Die Symptome und Anzeichen von Bluthochdruck sind oft subtil und können sich schleichend entwickeln, was die frühzeitige Erkennung erschwert. Viele Menschen mit Hypertonie zeigen zunächst keine offensichtlichen Beschwerden, weshalb diese Erkrankung häufig als „stiller Killer" bezeichnet wird. Ein tiefes Verständnis der möglichen Symptome ist entscheidend für die rechtzeitige Diagnose und Behandlung.

Zu den häufigsten Symptomen gehören Kopfschmerzen, Schwindelgefühle und Nasenbluten. Diese Anzeichen treten jedoch meist erst in fortgeschrittenen Stadien der Erkrankung auf, wenn der Blutdruck bereits erheblich erhöht ist. Kopfschmerzen sind oft dumpf und können im Nackenbereich lokalisiert sein. Schwindel kann sowohl bei plötzlichem Aufstehen als auch in Ruhe auftreten, was auf eine unzureichende Durchblutung des Gehirns hinweisen kann.

Ein weiteres wichtiges Symptom ist die Müdigkeit oder allgemeine Schwäche, die durch die Belastung des Herz-Kreislauf-Systems verursacht wird. Bei einigen Patienten können auch Sehstörungen auftreten, wie verschwommenes Sehen oder Lichtempfindlichkeit, was auf eine Schädigung der Blutgefäße im Auge hindeutet. In schwereren Fällen kann es zu Atemnot kommen, insbesondere bei körperlicher Anstrengung oder im Liegen.

Zusätzlich zu diesen physischen Symptomen können psychische Auswirkungen wie Angstzustände oder Depressionen beobachtet werden. Die ständige Sorge um gesundheitliche Probleme kann das emotionale Wohlbefinden beeinträchtigen und zu einem Teufelskreis führen, in dem Stress den Blutdruck weiter erhöht.

Es ist wichtig zu betonen, dass viele Menschen mit Bluthochdruck keine Symptome bemerken und sich daher gesund fühlen können. Regelmäßige Blutdruckmessungen sind unerlässlich, um Hypertonie frühzeitig zu erkennen und geeignete Maßnahmen zur Kontrolle des Blutdrucks einzuleiten. Eine proaktive Herangehensweise an die Gesundheit kann helfen, schwerwiegende Komplikationen wie Herzinfarkt oder Schlaganfall zu vermeiden.

## 2.3 Risikofaktoren

Die Identifikation von Risikofaktoren für Bluthochdruck ist entscheidend, um präventive Maßnahmen zu ergreifen und die Gesundheit des Herz-Kreislauf-Systems zu fördern. Bluthochdruck wird durch eine Vielzahl von Faktoren beeinflusst, die sowohl genetische als auch umweltbedingte Aspekte umfassen. Ein tiefes Verständnis dieser Risikofaktoren kann helfen, individuelle Strategien zur Vorbeugung und Behandlung zu entwickeln.

Ein wesentlicher Risikofaktor ist das Alter. Mit zunehmendem Alter steigt das Risiko für Hypertonie erheblich, da die Blutgefäße an Elastizität verlieren und der Widerstand im Kreislaufsystem zunimmt. Darüber hinaus spielen genetische Prädispositionen eine Rolle; Personen mit einer Familiengeschichte von Bluthochdruck haben ein höheres Risiko, selbst betroffen zu sein.

Lebensstilfaktoren sind ebenfalls entscheidend. Übergewicht und Fettleibigkeit sind starke Prädiktoren für die Entwicklung von Bluthochdruck, da zusätzliches Körperfett den Blutdruck durch erhöhte Gefäßwiderstände belastet. Eine ungesunde Ernährung, insbesondere der hohe Konsum von Natrium (Salz), gesättigten Fetten und Zucker, trägt ebenfalls zur Entstehung bei. Regelmäßige körperliche Aktivität hingegen kann den Blutdruck senken und das Herz stärken.

- **Stress:** Chronischer Stress kann zu erhöhtem Blutdruck führen, da er Hormone freisetzt, die das Herz schneller schlagen lassen.
- **Alkoholkonsum:** Übermäßiger Alkoholkonsum kann den Blutdruck erhöhen; moderate Mengen können jedoch weniger schädlich sein.
- **Zigarettenkonsum:** Rauchen schädigt die Blutgefäße und erhöht das Risiko für Herzkrankheiten sowie Bluthochdruck.

Zusätzlich können bestimmte chronische Erkrankungen wie Diabetes mellitus oder Nierenerkrankungen das Risiko für Hypertonie erhöhen. Diese Erkrankungen beeinflussen oft den Flüssigkeits- und Elektrolythaushalt des Körpers, was wiederum den Blutdruck negativ beeinflussen kann. Die Berücksichtigung dieser Risikofaktoren ist unerlässlich für eine effektive Prävention und Behandlung von Bluthochdruck sowie zur Verbesserung der allgemeinen Lebensqualität der Betroffenen.

# 3
# Lebensstilfaktoren und Bluthochdruck

## 3.1 Ernährung und Blutdruck

Die Ernährung spielt eine entscheidende Rolle bei der Regulierung des Blutdrucks und ist ein wesentlicher Lebensstilfaktor, der nicht ignoriert werden sollte. Eine ausgewogene Ernährung kann helfen, Bluthochdruck zu senken und das Risiko für damit verbundene Erkrankungen zu verringern. Insbesondere die Wahl der richtigen Lebensmittel hat einen direkten Einfluss auf den Blutdruck.

Ein zentraler Aspekt ist die Aufnahme von **Kalium**, das in Lebensmitteln wie Bananen, Orangen, Spinat und Süßkartoffeln vorkommt. Kalium hilft, den Natriumspiegel im Körper auszugleichen, was wiederum zur Senkung des Blutdrucks beiträgt. Studien zeigen, dass eine erhöhte Kaliumaufnahme mit einem signifikanten Rückgang des systolischen und diastolischen Blutdrucks verbunden ist.

Zusätzlich sind **Ballaststoffe**, die in Vollkornprodukten, Hülsenfrüchten und frischem Obst sowie Gemüse enthalten sind, wichtig für die Herzgesundheit. Sie fördern nicht nur die Verdauung, sondern können auch dazu beitragen, den Cholesterinspiegel zu senken und somit das Risiko von Herz-Kreislauf-Erkrankungen zu reduzieren.

Die DASH-Diät (Dietary Approaches to Stop Hypertension) wird häufig empfohlen zur Behandlung von Bluthochdruck. Diese Diät betont den Verzehr von Obst, Gemüse, fettarmen Milchprodukten sowie magerem Fleisch und Fisch. Sie empfiehlt zudem eine Reduzierung des Konsums von gesättigten Fetten und Zucker. Die Einhaltung dieser Ernährungsweise hat sich als effektiv erwiesen, um den Blutdruck nachhaltig zu senken.

Letztlich zeigt sich: Eine bewusste Ernährung kann nicht nur helfen, Bluthochdruck zu kontrollieren, sondern auch das allgemeine Wohlbefinden steigern. Die Integration gesunder Essgewohnheiten in den Alltag ist ein wichtiger Schritt zur Verbesserung der Lebensqualität und zur Prävention schwerwiegender Gesundheitsprobleme.

- **Natriumreduktion:** Eine hohe Natriumaufnahme kann den Blutdruck erhöhen. Es wird empfohlen, weniger als 2.300 mg Natrium pro Tag zu konsumieren.
- **Vermeidung verarbeiteter Lebensmittel:** Viele verarbeitete Lebensmittel enthalten hohe Mengen an Salz und Zucker.
- **Kohlenhydratqualität:** Der Fokus sollte auf komplexen Kohlenhydraten liegen statt auf raffinierten Zuckern.

## 3.2 Bewegung und körperliche Aktivität

Bewegung und körperliche Aktivität sind entscheidende Faktoren für die Regulierung des Blutdrucks und die allgemeine Herzgesundheit. Regelmäßige körperliche Betätigung kann nicht nur helfen, den Blutdruck zu senken, sondern auch das Risiko von Herz-Kreislauf-Erkrankungen signifikant reduzieren. Die positiven Effekte von Bewegung auf den Blutdruck sind gut dokumentiert und werden von zahlreichen Studien unterstützt.

Ein zentraler Mechanismus, durch den Bewegung den Blutdruck beeinflusst, ist die Verbesserung der kardiovaskulären Fitness. Durch Ausdauertraining, wie Laufen, Radfahren oder Schwimmen, wird das Herz-Kreislauf-System gestärkt. Dies führt zu einer effizienteren Blutzirkulation und einer besseren Sauerstoffversorgung der Gewebe. Eine gesteigerte Fitness kann dazu beitragen, dass das Herz weniger Anstrengung benötigt, um Blut durch den Körper zu pumpen, was letztlich zu einem niedrigeren Ruheblutdruck führt.

Darüber hinaus hat regelmäßige körperliche Aktivität auch positive Auswirkungen auf andere Lebensstilfaktoren wie Gewichtskontrolle und Stressmanagement. Übergewicht ist ein bekannter Risikofaktor für Bluthochdruck; daher kann eine Kombination aus gesunder Ernährung und Bewegung helfen, ein gesundes Körpergewicht zu erreichen oder aufrechtzuerhalten. Zudem wirkt sich Sport positiv auf die psychische Gesundheit aus: Er reduziert Stresshormone wie Cortisol und fördert die Ausschüttung von Endorphinen, was zu einem allgemeinen Wohlbefinden beiträgt.

Die Weltgesundheitsorganisation (WHO) empfiehlt mindestens 150 Minuten moderate aerobe Aktivität pro Woche oder 75 Minuten intensive Aktivität. Diese Empfehlungen können leicht in den Alltag integriert werden – sei es durch Spaziergänge in der Natur, Radfahren zur Arbeit oder Gruppenfitnesskurse im örtlichen Fitnessstudio. Wichtig ist dabei nicht nur die Quantität der Bewegung, sondern auch deren Qualität: Ein abwechslungsreiches Programm aus Ausdauer-, Kraft- und Flexibilitätsübungen maximiert die gesundheitlichen Vorteile.

Zusammenfassend lässt sich sagen: Regelmäßige Bewegung ist ein unverzichtbarer Bestandteil eines gesunden Lebensstils zur Kontrolle des Blutdrucks. Sie trägt nicht nur zur physischen Gesundheit bei, sondern verbessert auch das emotionale Wohlbefinden und fördert eine insgesamt höhere Lebensqualität.

### 3.3 Stressbewältigungstechniken

Stressbewältigungstechniken sind von entscheidender Bedeutung für die Kontrolle von Bluthochdruck und die Förderung der allgemeinen Gesundheit. Stress ist ein bekannter Risikofaktor für Hypertonie, da er zu einer Erhöhung des Blutdrucks führen kann. Daher ist es wichtig, effektive Methoden zur Stressbewältigung in den Alltag zu integrieren, um sowohl psychisches als auch physisches Wohlbefinden zu fördern.

Eine der effektivsten Techniken zur Stressbewältigung ist die **Atemtherapie**. Durch gezielte Atemübungen kann das Nervensystem beruhigt werden, was zu einer Reduzierung des Stressniveaus führt. Eine einfache Übung besteht darin, tief durch die Nase einzuatmen, den Atem einige Sekunden lang anzuhalten und dann langsam durch den Mund auszuatmen. Diese Technik kann jederzeit angewendet werden und hilft dabei, akute Stressreaktionen schnell abzubauen.

Ein weiterer wichtiger Aspekt ist **körperliche Entspannung**, die durch Methoden wie progressive Muskelentspannung oder Yoga erreicht werden kann. Diese Praktiken fördern nicht nur die körperliche Entspannung, sondern auch eine verbesserte Körperwahrnehmung und Achtsamkeit. Studien zeigen, dass regelmäßige Yoga-Praxis nicht nur den Blutdruck senken kann, sondern auch das allgemeine Wohlbefinden steigert.

**Kognitive Verhaltenstherapie (KVT)** stellt eine weitere wertvolle Methode dar. Sie hilft Menschen dabei, negative Denkmuster zu erkennen und umzuwandeln. Indem man lernt, stressauslösende Gedanken zu hinterfragen und durch positivere Überzeugungen zu ersetzen, können Betroffene ihre Reaktionen auf stressige Situationen besser steuern.

- **Atemtherapie:** Beruhigende Atemtechniken zur schnellen Stressreduktion.
- **Körperliche Entspannung:** Yoga und progressive Muskelentspannung zur Förderung der Achtsamkeit.
- **Kognitive Verhaltenstherapie:** Umwandlung negativer Denkmuster zur besseren Bewältigung von Stress.

Zusammenfassend lässt sich sagen: Die Integration von Stressbewältigungstechniken in den Alltag ist unerlässlich für die Kontrolle des Blutdrucks und das allgemeine Wohlbefinden. Durch regelmäßige Anwendung dieser Methoden können Individuen nicht nur ihren Blutdruck senken, sondern auch ihre Lebensqualität erheblich verbessern.

# 4
# Ernährung bei Bluthochdruck

## 4.1 Die DASH-Diät im Detail

Die DASH-Diät, die für "Dietary Approaches to Stop Hypertension" steht, ist eine speziell entwickelte Ernährungsweise, die darauf abzielt, Bluthochdruck zu senken und die allgemeine Gesundheit zu fördern. Diese Diät hat sich in zahlreichen Studien als effektiv erwiesen und wird von Gesundheitsorganisationen weltweit empfohlen. Sie basiert auf einer ausgewogenen Ernährung, die reich an Nährstoffen ist und gleichzeitig den Konsum von Natrium reduziert.

Ein zentrales Merkmal der DASH-Diät ist der hohe Anteil an Obst und Gemüse. Diese Lebensmittel sind nicht nur kalorienarm, sondern auch reich an Vitaminen, Mineralstoffen und Antioxidantien. Besonders wichtig sind Lebensmittel mit hohem Kaliumgehalt wie Bananen, Orangen und Spinat, da Kalium hilft, den Blutdruck zu regulieren. Darüber hinaus fördert die Diät den Verzehr von Vollkornprodukten, magerem Fleisch sowie fettarmen Milchprodukten.

- **Obst und Gemüse:** Mindestens fünf Portionen pro Tag werden empfohlen.
- **Vollkornprodukte:** Dazu gehören Haferflocken, Vollkornbrot und brauner Reis.
- **Mageres Protein:** Quellen wie Huhn, Fisch oder pflanzliche Proteine wie Bohnen sind ideal.
- **Nüsse und Samen:** Diese sollten in Maßen konsumiert werden aufgrund ihres hohen Fettgehalts.

Ebenfalls wichtig ist der reduzierte Konsum von gesättigten Fetten und Zucker. Die DASH-Diät empfiehlt eine Begrenzung des Verzehrs von rotem Fleisch sowie verarbeiteten Lebensmitteln, die oft hohe Mengen an Natrium enthalten. Ein weiterer Aspekt dieser Diät ist die Betonung auf gesunde Fette aus Quellen wie Olivenöl oder Avocados.

Zusätzlich zur Ernährung spielt auch körperliche Aktivität eine entscheidende Rolle bei der Umsetzung der DASH-Diät. Regelmäßige Bewegung kann helfen, das Gewicht zu kontrollieren und den Blutdruck weiter zu senken. Zusammenfassend lässt sich sagen, dass die DASH-Diät nicht nur eine kurzfristige Lösung zur Senkung des Blutdrucks darstellt; sie fördert einen langfristigen gesunden Lebensstil durch ausgewogene Ernährung und aktive Lebensweise.

## 4.2 Lebensmittel, die den Blutdruck senken

Die Auswahl der richtigen Lebensmittel spielt eine entscheidende Rolle bei der Regulierung des Blutdrucks. Bestimmte Nahrungsmittel sind nicht nur nährstoffreich, sondern haben auch spezifische Eigenschaften, die helfen können, den Blutdruck zu senken. Diese Lebensmittel sind oft reich an Antioxidantien, Vitaminen und Mineralstoffen, die entzündungshemmend wirken und das Herz-Kreislauf-System unterstützen.

Ein besonders wirksames Lebensmittel zur Senkung des Blutdrucks ist **Knoblauch**. Die in Knoblauch enthaltenen Verbindungen wie Allicin fördern die Erweiterung der Blutgefäße und verbessern somit die Blutzirkulation. Studien haben gezeigt, dass regelmäßiger Konsum von frischem Knoblauch oder Knoblauchpräparaten signifikante Verbesserungen des Blutdrucks bewirken kann.

**Bananen** sind ein weiteres hervorragendes Beispiel für blutdrucksenkende Lebensmittel. Sie sind reich an Kalium, einem Mineralstoff, der hilft, überschüssiges Natrium im Körper auszuscheiden und somit den Blutdruck zu regulieren. Eine Ernährung mit hohem Kaliumgehalt kann das Risiko von Bluthochdruck erheblich verringern.

Auch **Beeren**, insbesondere Heidelbeeren und Erdbeeren, haben sich als vorteilhaft erwiesen. Sie enthalten Flavonoide, die antioxidative Eigenschaften besitzen und Entzündungen reduzieren können. Regelmäßiger Verzehr von Beeren kann nicht nur den Blutdruck senken, sondern auch das Risiko für Herzkrankheiten mindern.

**Dunkle Schokolade**, insbesondere solche mit einem hohen Kakaoanteil (mindestens 70 %), hat ebenfalls positive Effekte auf den Blutdruck. Die Flavonoide in dunkler Schokolade fördern die Gefäßerweiterung und verbessern die Durchblutung. Es ist jedoch wichtig, diese in Maßen zu konsumieren aufgrund des hohen Zuckergehalts in vielen Produkten.

Zusätzlich sollten **grünes Blattgemüse**, wie Spinat oder Grünkohl, in jede Ernährung integriert werden. Diese Gemüsesorten sind reich an Nitraten, welche im Körper in Stickstoffmonoxid umgewandelt werden – ein Molekül, das zur Entspannung der Blutgefäße beiträgt und somit den Blutdruck senkt.

Insgesamt zeigt sich: Eine ausgewogene Ernährung mit einer Vielzahl dieser blutdrucksenkenden Lebensmittel kann nicht nur helfen, bestehende Probleme zu lindern, sondern auch präventiv gegen Bluthochdruck wirken.

### 4.3 Lebensmittel, die vermieden werden sollten

Die Ernährung spielt eine entscheidende Rolle bei der Kontrolle von Bluthochdruck. Während bestimmte Lebensmittel den Blutdruck senken können, gibt es auch viele Nahrungsmittel, die unbedingt gemieden werden sollten, um das Risiko für Hypertonie zu minimieren. Diese Lebensmittel tragen oft zur Erhöhung des Blutdrucks bei und können langfristig gesundheitliche Probleme verursachen.

Ein Hauptverursacher von Bluthochdruck ist **Natrium**. Es ist bekannt, dass ein hoher Salzkonsum den Blutdruck erhöht, da Natrium Wasser im Körper speichert und somit das Blutvolumen erhöht. Verarbeitetes Essen wie Fertiggerichte, Konserven und Fast Food sind häufig sehr salzhaltig. Daher sollte man darauf achten, diese Produkte zu vermeiden oder ihren Konsum stark einzuschränken.

Zusätzlich sind **Zucker und gesüßte Getränke** problematisch. Ein übermäßiger Zuckerkonsum kann nicht nur zu Übergewicht führen – einem Risikofaktor für Bluthochdruck –, sondern auch direkt den Blutdruck erhöhen. Insbesondere Limonaden und andere zuckerhaltige Getränke enthalten hohe Mengen an Fruktose, die mit einer Insulinresistenz in Verbindung gebracht wird und somit negative Auswirkungen auf den Blutdruck haben kann.

**Gesättigte Fette**, die in vielen tierischen Produkten wie rotem Fleisch und Vollfett-Milchprodukten vorkommen, sollten ebenfalls gemieden werden. Diese Fette können Entzündungen fördern und das Risiko für Herz-Kreislauf-Erkrankungen erhöhen. Stattdessen sollte man auf gesunde Fette aus Quellen wie Nüssen oder Avocados zurückgreifen.

Ein weiterer kritischer Punkt sind **alkoholische Getränke**. Übermäßiger Alkoholkonsum kann den Blutdruck erheblich steigern. Die American Heart Association empfiehlt daher einen moderaten Konsum: maximal ein Getränk pro Tag für Frauen und zwei für Männer.

Insgesamt ist es wichtig, sich bewusst zu machen, welche Lebensmittel vermieden werden sollten, um einen gesunden Blutdruck aufrechtzuerhalten. Eine ausgewogene Ernährung kombiniert mit der Vermeidung dieser schädlichen Nahrungsmittel kann entscheidend zur Prävention von Bluthochdruck beitragen.

# 5
# Praktische Tipps zur Blutdrucksenkung

## 5.1 Alltagsstrategien für eine gesunde Ernährung

Eine gesunde Ernährung spielt eine entscheidende Rolle bei der Senkung des Blutdrucks und der Verbesserung des allgemeinen Wohlbefindens. Durch bewusste Entscheidungen im Alltag können Betroffene aktiv zur Kontrolle ihres Blutdrucks beitragen. Die Integration von nährstoffreichen Lebensmitteln in die tägliche Kost ist nicht nur vorteilhaft, sondern auch einfach umsetzbar.

Ein zentraler Aspekt einer blutdrucksenkenden Ernährung ist die Auswahl von Lebensmitteln, die reich an Kalium, Magnesium und Ballaststoffen sind. Diese Nährstoffe unterstützen die Gefäßgesundheit und helfen, den Blutdruck zu regulieren. Lebensmittel wie Bananen, Spinat, Avocados und Hülsenfrüchte sollten regelmäßig auf dem Speiseplan stehen. Zudem ist es ratsam, auf natriumarme Alternativen zurückzugreifen; dies kann durch das Vermeiden von verarbeiteten Lebensmitteln erreicht werden, die oft hohe Mengen an Salz enthalten.

- **Frisches Obst und Gemüse:** Eine bunte Vielfalt sorgt nicht nur für wichtige Vitamine und Mineralstoffe, sondern auch für Antioxidantien, die entzündungshemmend wirken.
- **Vollkornprodukte:** Diese sind reich an Ballaststoffen und fördern eine gesunde Verdauung sowie ein langanhaltendes Sättigungsgefühl.
- **Mageres Protein:** Quellen wie Fisch, Geflügel oder pflanzliche Proteine aus Bohnen und Linsen sind ideal für eine ausgewogene Ernährung.

Darüber hinaus sollte der Konsum von Zucker und gesättigten Fetten reduziert werden. Stattdessen können gesunde Fette aus Nüssen oder Olivenöl verwendet werden. Ein weiterer wichtiger Punkt ist die Zubereitung der Speisen: Dämpfen, Grillen oder Backen sind schonende Methoden, um Nährstoffe zu erhalten und ungesunde Fette zu vermeiden.

Die Planung von Mahlzeiten kann ebenfalls hilfreich sein. Indem man im Voraus denkt und einen wöchentlichen Essensplan erstellt, lassen sich ungesunde Spontankäufe vermeiden. Auch das Kochen in größeren Mengen ermöglicht es, gesunde Gerichte vorzubereiten und diese über mehrere Tage hinweg zu genießen.

Letztlich ist es wichtig, sich Zeit beim Essen zu nehmen und auf den eigenen Körper zu hören. Achtsames Essen fördert nicht nur das Bewusstsein für Hunger- und Sättigungsgefühle, sondern trägt auch dazu bei, Überessen zu vermeiden.

## 5.2 Integration von Bewegung in den Alltag

Die Integration von Bewegung in den Alltag ist ein entscheidender Faktor zur Senkung des Blutdrucks und zur Förderung der allgemeinen Gesundheit. Regelmäßige körperliche Aktivität kann nicht nur helfen, das Gewicht zu kontrollieren, sondern auch die Herz-Kreislauf-Gesundheit verbessern und Stress abbauen. Um Bewegung effektiv in den Alltag zu integrieren, sind kreative Ansätze erforderlich, die sich nahtlos in die täglichen Routinen einfügen lassen.

Ein einfacher Weg, mehr Bewegung in den Alltag zu bringen, besteht darin, alltägliche Aufgaben aktiver zu gestalten. Anstatt das Auto für kurze Strecken zu nutzen, kann man beispielsweise das Fahrrad nehmen oder zu Fuß gehen. Auch kleine Änderungen wie das Treppensteigen anstelle des Aufzugs oder das Parken weiter entfernt vom Ziel können signifikante Unterschiede machen. Diese kleinen Schritte summieren sich im Laufe der Zeit und tragen dazu bei, die körperliche Aktivität zu erhöhen.

Darüber hinaus kann es hilfreich sein, feste Zeiten für Bewegung einzuplanen. Ob es sich um einen kurzen Spaziergang während der Mittagspause handelt oder um eine regelmäßige Sporteinheit am Abend – feste Termine fördern die Disziplin und helfen dabei, Bewegungsziele konsequent umzusetzen. Gruppenaktivitäten wie gemeinsames Joggen oder Radfahren mit Freunden können zusätzlich motivierend wirken und soziale Kontakte stärken.

Eine weitere Möglichkeit zur Integration von Bewegung ist die Nutzung von Technologien wie Fitness-Apps oder Schrittzählern. Diese Tools bieten nicht nur Anreize zur Steigerung der täglichen Aktivität, sondern ermöglichen auch eine einfache Verfolgung des Fortschritts. Das Setzen von persönlichen Zielen kann zudem dazu beitragen, die Motivation aufrechtzuerhalten und Erfolge sichtbar zu machen.

Letztlich sollte man darauf achten, dass Bewegung Spaß macht und abwechslungsreich gestaltet wird. Aktivitäten wie Tanzen, Schwimmen oder Yoga bieten nicht nur körperliche Vorteile, sondern fördern auch das geistige Wohlbefinden. Indem man verschiedene Bewegungsformen ausprobiert und regelmäßig wechselt, bleibt die Motivation hoch und das Risiko einer Monotonie wird minimiert.

### 5.3 Entspannungstechniken für mehr Wohlbefinden

Entspannungstechniken spielen eine entscheidende Rolle bei der Senkung des Blutdrucks und der Förderung des allgemeinen Wohlbefindens. In einer Welt, die oft von Stress und Hektik geprägt ist, können gezielte Methoden zur Entspannung helfen, den Körper zu beruhigen und die mentale Gesundheit zu stärken. Diese Techniken sind nicht nur einfach anzuwenden, sondern auch äußerst effektiv in der Unterstützung eines gesunden Lebensstils.

Eine weit verbreitete Methode ist die **Atemtherapie**. Durch bewusstes Atmen kann man den Herzschlag verlangsamen und das Nervensystem beruhigen. Eine einfache Übung besteht darin, tief durch die Nase einzuatmen, den Atem für einige Sekunden anzuhalten und dann langsam durch den Mund auszuatmen. Diese Technik kann jederzeit angewendet werden – sei es während einer stressigen Arbeitssituation oder in ruhigen Momenten zu Hause.

Zusätzlich bietet **Progressive Muskelentspannung** (PMR) eine hervorragende Möglichkeit, Spannungen im Körper abzubauen. Bei dieser Technik werden verschiedene Muskelgruppen nacheinander angespannt und wieder entspannt. Dies fördert nicht nur das körperliche Wohlbefinden, sondern hilft auch dabei, ein besseres Bewusstsein für den eigenen Körper zu entwickeln.

**Meditation** ist eine weitere bewährte Methode zur Stressbewältigung. Sie ermöglicht es dem Geist, sich zu fokussieren und innere Ruhe zu finden. Es gibt viele Formen der Meditation, darunter Achtsamkeitsmeditation oder geführte Meditationen über Apps oder Online-Plattformen. Regelmäßige Meditationspraxis kann langfristig dazu beitragen, den Blutdruck zu senken und das emotionale Gleichgewicht zu fördern.

Schließlich sollte auch **Yoga** erwähnt werden, das sowohl körperliche als auch geistige Vorteile bietet. Die Kombination aus Bewegung, Atemkontrolle und Meditation macht Yoga besonders wirksam zur Stressreduktion. Verschiedene Stile wie Hatha- oder Yin-Yoga können individuell angepasst werden und bieten somit für jeden etwas Passendes.

Insgesamt tragen diese Entspannungstechniken nicht nur zur Senkung des Blutdrucks bei, sondern fördern auch ein allgemeines Gefühl des Wohlbefindens. Indem man regelmäßig Zeit für Entspannung einplant, kann man aktiv zur Verbesserung der Lebensqualität beitragen.

# 6
# Überwachung des Blutdrucks

## 6.1 Selbstmessung des Blutdrucks zu Hause

Die Selbstmessung des Blutdrucks zu Hause ist ein entscheidender Schritt für Menschen, die an Bluthochdruck leiden oder ein erhöhtes Risiko dafür haben. Diese Methode ermöglicht es den Betroffenen, ihren Blutdruck regelmäßig zu überwachen und somit frühzeitig auf Veränderungen reagieren zu können. Die Bedeutung dieser Praxis kann nicht hoch genug eingeschätzt werden, da sie nicht nur zur besseren Kontrolle der Erkrankung beiträgt, sondern auch das Bewusstsein für die eigene Gesundheit schärft.

Um eine präzise Messung zu gewährleisten, ist es wichtig, ein qualitativ hochwertiges Blutdruckmessgerät zu verwenden. Es gibt sowohl manuelle als auch automatische Geräte; letztere sind in der Regel einfacher zu handhaben und bieten oft zusätzliche Funktionen wie Speicherplätze für mehrere Messungen. Vor der ersten Anwendung sollte das Gerät kalibriert werden, um sicherzustellen, dass die Werte korrekt sind.

Die richtige Technik bei der Selbstmessung spielt eine wesentliche Rolle. Der Patient sollte sich in einer ruhigen Umgebung befinden und mindestens fünf Minuten entspannen, bevor er misst. Die Messung sollte im Sitzen erfolgen, wobei der Arm auf Herzhöhe gehalten wird. Es empfiehlt sich, den Blutdruck morgens und abends zur gleichen Zeit zu messen und die Ergebnisse in einem Tagebuch festzuhalten. Dies erleichtert es dem Arzt, Trends im Blutdruckverlauf zu erkennen und gegebenenfalls Anpassungen in der Therapie vorzunehmen.

- Regelmäßige Messungen helfen dabei, den Erfolg von Lebensstiländerungen oder medikamentösen Behandlungen zu überprüfen.
- Das Führen eines Protokolls kann wertvolle Informationen liefern und die Kommunikation mit dem behandelnden Arzt verbessern.
- Durch das Verständnis eigener Werte können Patienten motivierter werden, gesunde Entscheidungen im Alltag zu treffen.

Zusammenfassend lässt sich sagen, dass die Selbstmessung des Blutdrucks eine einfache und effektive Methode ist, um aktiv an der eigenen Gesundheit mitzuwirken. Sie fördert nicht nur das Bewusstsein für Bluthochdruck, sondern unterstützt auch eine proaktive Gesundheitsstrategie durch regelmäßige Überwachung und Dokumentation von Veränderungen.

## 6.2 Interpretation der Ergebnisse

Die Interpretation der Blutdruckmessungen ist ein entscheidender Schritt, um den Gesundheitszustand eines Patienten zu bewerten und geeignete Maßnahmen zu ergreifen. Ein einmaliger Blutdruckwert kann irreführend sein; daher ist es wichtig, die Messungen im Kontext zu betrachten. Die Analyse sollte sowohl die absoluten Werte als auch deren Veränderungen über die Zeit berücksichtigen.

Ein normaler Blutdruck liegt in der Regel unter 120/80 mmHg. Werte zwischen 120-129 systolisch und unter 80 diastolisch gelten als erhöht, während Bluthochdruck ab einem Wert von 130/80 mmHg diagnostiziert wird. Es ist jedoch wichtig, individuelle Faktoren wie Alter, Geschlecht und bestehende Erkrankungen in die Bewertung einzubeziehen. Beispielsweise können ältere Menschen höhere Blutdruckwerte tolerieren, ohne dass dies sofort behandlungsbedürftig ist.

Zusätzlich zur Betrachtung der absoluten Werte sollten Trends analysiert werden. Eine kontinuierliche Erhöhung des Blutdrucks über mehrere Wochen oder Monate kann auf eine sich verschlechternde Gesundheit hinweisen und erfordert möglicherweise eine Anpassung der Therapie oder Lebensstiländerungen. Hierbei spielt das Führen eines Protokolls eine zentrale Rolle: Durch regelmäßige Dokumentation können Muster erkannt werden, die dem Arzt helfen, fundierte Entscheidungen zu treffen.

Ein weiterer wichtiger Aspekt bei der Interpretation von Ergebnissen ist die Berücksichtigung von Faktoren wie Stress, Ernährung und körperlicher Aktivität zum Zeitpunkt der Messung. Diese Variablen können kurzfristig erhebliche Auswirkungen auf den Blutdruck haben und sollten bei der Analyse berücksichtigt werden. Beispielsweise kann ein hoher Blutdruck nach einer stressigen Situation nicht unbedingt auf eine chronische Erkrankung hindeuten.

Schließlich sollte auch die Kommunikation mit dem behandelnden Arzt nicht vernachlässigt werden. Die Ergebnisse sollten offen besprochen werden, um Missverständnisse auszuräumen und gemeinsam an einer optimalen Behandlungsstrategie zu arbeiten. Eine informierte Patientenschaft trägt dazu bei, dass Therapiefortschritte besser nachvollzogen werden können.

## 6.3 Wann einen Arzt aufsuchen?

Die Entscheidung, einen Arzt aufzusuchen, ist ein wichtiger Schritt im Umgang mit Blutdruckproblemen. Es gibt bestimmte Anzeichen und Symptome, die darauf hinweisen können, dass eine medizinische Untersuchung notwendig ist. Ein frühzeitiger Besuch beim Arzt kann helfen, schwerwiegende gesundheitliche Komplikationen zu vermeiden und die Lebensqualität zu verbessern.

Ein erster Grund für den Arztbesuch sind anhaltend hohe Blutdruckwerte. Wenn der systolische Wert über 130 mmHg oder der diastolische Wert über 80 mmHg liegt und dies über mehrere Messungen hinweg festgestellt wird, sollte dringend ein Facharzt konsultiert werden. Dies gilt insbesondere, wenn zusätzlich Symptome wie Kopfschmerzen, Schwindel oder Sehstörungen auftreten.

Ein weiterer wichtiger Aspekt ist das Auftreten von Symptomen wie Brustschmerzen oder Atemnot. Diese können auf ernsthafte Erkrankungen wie Herzinfarkt oder Schlaganfall hindeuten und erfordern sofortige ärztliche Hilfe. Auch bei plötzlichen Veränderungen des Gesundheitszustands – etwa unerklärlichem Gewichtsverlust oder extremer Müdigkeit – sollte ein Arzt aufgesucht werden.

Zusätzlich sollten Personen mit bestehenden Risikofaktoren wie Diabetes, Übergewicht oder einer familiären Vorbelastung in Bezug auf Herz-Kreislauf-Erkrankungen regelmäßige Kontrollen durchführen lassen. Hierbei ist es ratsam, mindestens einmal jährlich einen Arzt aufzusuchen, um den Blutdruck sowie andere relevante Gesundheitsparameter überprüfen zu lassen.

Es ist auch wichtig zu beachten, dass nicht nur hohe Werte Anlass zur Sorge geben sollten. Ein plötzlich stark abfallender Blutdruck kann ebenfalls gefährlich sein und sollte untersucht werden. Symptome wie Ohnmacht oder extreme Schwäche können hier Warnsignale sein.

Insgesamt gilt: Bei Unsicherheiten bezüglich der eigenen Gesundheit oder bei Fragen zur Blutdruckmessung sollte immer ein Facharzt konsultiert werden. Eine offene Kommunikation über alle beobachteten Symptome und Veränderungen im Wohlbefinden trägt dazu bei, eine präzise Diagnose zu stellen und geeignete Behandlungsstrategien zu entwickeln.

# 7
# Medikamente gegen Bluthochdruck

## 7.1 Überblick über gängige Medikamente

Die Behandlung von Bluthochdruck, auch bekannt als Hypertonie, ist ein zentrales Anliegen in der modernen Medizin, da sie entscheidend zur Prävention schwerwiegender Erkrankungen wie Herzinfarkten und Schlaganfällen beiträgt. Eine Vielzahl von Medikamenten steht zur Verfügung, um den Blutdruck zu senken und die Lebensqualität der Betroffenen zu verbessern. In diesem Abschnitt werden die gängigsten Klassen von Antihypertensiva vorgestellt und deren Wirkungsweise sowie Anwendungsgebiete erläutert.

Zu den häufigsten Medikamenten gehören **Diuretika**, die oft als erste Wahl bei der Behandlung von Bluthochdruck eingesetzt werden. Sie fördern die Ausscheidung von Wasser und Elektrolyten über die Nieren, was zu einer Verringerung des Blutvolumens führt und somit den Blutdruck senkt. Beispiele hierfür sind Hydrochlorothiazid und Furosemid.

Eine weitere wichtige Gruppe sind die **ACE-Hemmer**, wie Enalapril oder Lisinopril. Diese Medikamente blockieren das Angiotensin-Converting-Enzym (ACE), das für die Umwandlung von Angiotensin I in das gefäßverengende Angiotensin II verantwortlich ist. Durch diese Hemmung erweitern sich die Blutgefäße, was den Blutdruck senkt.

**Angiotensin-II-Rezeptorblocker** (ARBs) wie Losartan oder Valsartan wirken ähnlich wie ACE-Hemmer, jedoch ohne einige der Nebenwirkungen, insbesondere Husten. Sie blockieren direkt die Rezeptoren für Angiotensin II und tragen so zur Entspannung der Gefäße bei.

**Betablocker**, darunter Metoprolol und Atenolol, reduzieren die Herzfrequenz und das Herzzeitvolumen, wodurch der Blutdruck gesenkt wird. Diese Medikamente sind besonders nützlich bei Patienten mit begleitenden Herzerkrankungen.

Schließlich gibt es noch **Ca-Antagonisten**, wie Amlodipin oder Diltiazem, die verhindern, dass Calcium in die Muskelzellen der Blutgefäße eindringt. Dies führt zu einer Entspannung der Gefäße und damit zu einem niedrigeren Blutdruck.

Die Auswahl des geeigneten Medikaments hängt von verschiedenen Faktoren ab, einschließlich des Alters des Patienten, Begleiterkrankungen sowie möglichen Nebenwirkungen. Eine individuelle Anpassung ist entscheidend für den Therapieerfolg und sollte stets unter ärztlicher Aufsicht erfolgen.

## 7.2 Nebenwirkungen und Wechselwirkungen

Die Behandlung von Bluthochdruck mit Antihypertensiva ist oft unerlässlich, jedoch können die damit verbundenen Nebenwirkungen und Wechselwirkungen erhebliche Auswirkungen auf die Therapieeffektivität und die Lebensqualität der Patienten haben. Ein tiefes Verständnis dieser Aspekte ist entscheidend für eine sichere und effektive Behandlung.

Zu den häufigsten Nebenwirkungen von Diuretika gehören Elektrolytstörungen, insbesondere Hypokaliämie, was zu Muskelkrämpfen oder Herzrhythmusstörungen führen kann. ACE-Hemmer sind bekannt dafür, Husten als häufige Nebenwirkung zu verursachen, was viele Patienten dazu veranlasst, auf Alternativen wie Angiotensin-II-Rezeptorblocker (ARBs) umzusteigen. Diese haben zwar weniger Atemwegssymptome zur Folge, können jedoch in seltenen Fällen Angioödeme hervorrufen.

Betablocker können Müdigkeit und depressive Verstimmungen auslösen sowie die Herzfrequenz übermäßig senken. Bei älteren Patienten besteht zudem das Risiko einer orthostatischen Hypotonie, was zu Stürzen führen kann. Calciumantagonisten hingegen sind oft mit peripheren Ödemen verbunden, da sie die Blutgefäße erweitern und Flüssigkeit in das Gewebe austreten lassen.

Wechselwirkungen zwischen verschiedenen Medikamenten sind ein weiteres wichtiges Thema. Beispielsweise können Diuretika die Wirkung von ACE-Hemmern verstärken oder deren Nebenwirkungen erhöhen. Betablocker sollten vorsichtig eingesetzt werden bei Patienten, die auch Antidepressiva einnehmen, da dies das Risiko für kardiovaskuläre Komplikationen erhöhen kann. Zudem können einige Medikamente gegen Bluthochdruck mit nicht-steroidalen Antirheumatika (NSAR) interagieren und deren blutdrucksenkende Wirkung abschwächen.

Ein weiterer Aspekt ist der Einfluss von Nahrungsergänzungsmitteln oder pflanzlichen Präparaten auf die Wirksamkeit der Blutdruckmedikamente. Zum Beispiel kann Grapefruitsaft die Metabolisierung bestimmter Calciumantagonisten beeinträchtigen und somit deren Plasmaspiegel erhöhen, was zu einer Überdosierung führen könnte.

Insgesamt erfordert die Behandlung von Bluthochdruck eine sorgfältige Überwachung der Patienten hinsichtlich möglicher Nebenwirkungen und Wechselwirkungen. Eine enge Zusammenarbeit zwischen Arzt und Patient ist entscheidend für eine erfolgreiche Therapieanpassung.

## 7.3 Wichtige Hinweise zur Medikation

Die medikamentöse Behandlung von Bluthochdruck erfordert nicht nur eine präzise Auswahl der Antihypertensiva, sondern auch ein tiefes Verständnis für die individuellen Bedürfnisse und Umstände der Patienten. Eine sorgfältige Überwachung und Anpassung der Therapie sind entscheidend, um optimale Ergebnisse zu erzielen und Nebenwirkungen zu minimieren.

Ein zentraler Aspekt ist die **Einhaltung der Medikation**. Viele Patienten neigen dazu, ihre Medikamente unregelmäßig einzunehmen oder sie ganz abzusetzen, insbesondere wenn sie sich besser fühlen. Dies kann jedoch zu einem gefährlichen Anstieg des Blutdrucks führen. Daher ist es wichtig, dass Ärzte ihren Patienten die Bedeutung einer kontinuierlichen Einnahme verdeutlichen und gegebenenfalls Hilfsmittel wie Erinnerungsapps oder Dosierhilfen empfehlen.

Zusätzlich sollten Ärzte regelmäßig den **Blutdruck** ihrer Patienten überwachen, um die Wirksamkeit der Therapie zu bewerten. Dies kann durch regelmäßige Arztbesuche oder durch Heimüberwachungsgeräte geschehen. Die Anpassung der Medikation sollte auf den gemessenen Werten basieren und nicht nur auf dem subjektiven Empfinden des Patienten.

Ein weiterer wichtiger Punkt ist die **Berücksichtigung von Begleiterkrankungen**. Viele Patienten mit Bluthochdruck leiden auch an anderen Erkrankungen wie Diabetes oder Herzinsuffizienz. In solchen Fällen müssen Ärzte darauf achten, dass die gewählten Medikamente nicht nur den Blutdruck senken, sondern auch andere gesundheitliche Probleme berücksichtigen. Beispielsweise können bestimmte Diuretika bei Diabetikern ungünstig sein, da sie den Elektrolythaushalt beeinflussen können.

Zudem spielt die **Lebensstiländerung** eine wesentliche Rolle in der Behandlung von Bluthochdruck. Eine ausgewogene Ernährung, regelmäßige Bewegung und das Vermeiden von Alkohol sowie Tabak können die Wirkung von Medikamenten unterstützen und in einigen Fällen sogar eine Reduktion der Dosis ermöglichen.

Letztlich ist eine enge Zusammenarbeit zwischen Arzt und Patient unerlässlich. Offene Kommunikation über Nebenwirkungen, Lebensstilfaktoren und persönliche Vorlieben kann helfen, eine maßgeschneiderte Therapie zu entwickeln, die sowohl effektiv als auch gut verträglich ist.

# 8
# Komplikationen durch unbehandelten Bluthochdruck

## 8.1 Herzkrankheiten

Herzkrankheiten sind eine der gravierendsten Komplikationen, die aus unbehandeltem Bluthochdruck resultieren können. Hypertonie belastet das Herz-Kreislauf-System erheblich und kann zu einer Vielzahl von kardiovaskulären Erkrankungen führen, darunter koronare Herzkrankheit, Herzinsuffizienz und Schlaganfälle. Die Mechanismen, durch die Bluthochdruck das Herz schädigt, sind vielfältig und komplex.

Ein zentraler Aspekt ist die Überlastung des Herzens. Hoher Blutdruck zwingt das Herz dazu, härter zu arbeiten, um das Blut durch die Arterien zu pumpen. Diese erhöhte Arbeitsbelastung kann im Laufe der Zeit zu einer Verdickung des Herzmuskels (Hypertrophie) führen. Eine hypertrophierte Muskulatur benötigt mehr Sauerstoff und Nährstoffe, was wiederum das Risiko für Angina pectoris oder sogar einen Myokardinfarkt erhöht.

Darüber hinaus führt chronischer Bluthochdruck zur Schädigung der Blutgefäße. Die Wände der Arterien werden steifer und weniger elastisch, was den Blutfluss beeinträchtigt und die Wahrscheinlichkeit von Atherosklerose erhöht – einer Erkrankung, bei der sich Plaque in den Arterien ablagert. Diese Ablagerungen können schließlich zu einem vollständigen Verschluss eines Gefäßes führen, was fatale Folgen haben kann.

Ein weiterer kritischer Punkt ist die Entwicklung von Herzinsuffizienz. Wenn das Herz aufgrund des hohen Drucks nicht mehr in der Lage ist, ausreichend Blut zu pumpen, kommt es zu Symptomen wie Atemnot und Müdigkeit. In fortgeschrittenen Stadien kann dies eine erhebliche Einschränkung der Lebensqualität zur Folge haben.

Die Prävention dieser schwerwiegenden Komplikationen erfordert ein proaktives Management des Blutdrucks durch gesunde Lebensstiländerungen sowie gegebenenfalls medikamentöse Therapie. Regelmäßige ärztliche Kontrollen sind unerlässlich, um frühzeitig auf Veränderungen reagieren zu können und somit das Risiko für Herzkrankheiten signifikant zu senken.

## 8.2 Schlaganfälle

Schlaganfälle stellen eine der schwerwiegendsten Komplikationen dar, die aus unbehandeltem Bluthochdruck resultieren können. Sie sind nicht nur eine der häufigsten Ursachen für Behinderungen, sondern auch eine bedeutende Quelle für Mortalität weltweit. Der Zusammenhang zwischen Hypertonie und Schlaganfall ist gut dokumentiert: Hoher Blutdruck schädigt die Blutgefäße im Gehirn, was zu einer erhöhten Wahrscheinlichkeit von ischämischen oder hämorrhagischen Schlaganfällen führt.

Ein ischämischer Schlaganfall tritt auf, wenn ein Blutgerinnsel ein Blutgefäß blockiert und somit den Blutfluss zum Gehirn unterbricht. Chronische Hypertonie fördert die Bildung von Atherosklerose, bei der sich Plaque in den Arterien ablagert und diese verengt. Diese Verengung kann dazu führen, dass sich Gerinnsel bilden, die schließlich einen Schlaganfall auslösen können. Auf der anderen Seite steht der hämorrhagische Schlaganfall, der durch das Platzen eines geschädigten Blutgefäßes im Gehirn verursacht wird. Hoher Blutdruck schwächt die Wände dieser Gefäße und erhöht das Risiko eines Risses erheblich.

Die Symptome eines Schlaganfalls sind oft plötzlich und umfassen Schwäche oder Taubheit auf einer Körperseite, Sprachstörungen sowie Sehstörungen. Die schnelle Erkennung dieser Symptome ist entscheidend für die Behandlungsergebnisse; je schneller medizinische Hilfe geleistet wird, desto besser sind die Chancen auf Genesung und Minimierung bleibender Schäden.

Präventive Maßnahmen sind unerlässlich zur Verringerung des Risikos von Schlaganfällen bei Menschen mit Bluthochdruck. Dazu gehören regelmäßige ärztliche Kontrollen zur Überwachung des Blutdrucks sowie Lebensstiländerungen wie gesunde Ernährung, regelmäßige körperliche Aktivität und das Vermeiden von Tabak- und übermäßigem Alkoholkonsum. In einigen Fällen kann auch eine medikamentöse Therapie notwendig sein, um den Blutdruck effektiv zu kontrollieren.

Zusammenfassend lässt sich sagen, dass unbehandelter Bluthochdruck ein erhebliches Risiko für Schlaganfälle darstellt. Ein proaktives Management des Blutdrucks ist daher entscheidend für die Prävention dieser potenziell lebensverändernden Ereignisse.

## 8.3 Nierenschäden

Nierenschäden sind eine der gravierendsten Komplikationen, die aus unbehandeltem Bluthochdruck resultieren können. Die Nieren spielen eine zentrale Rolle im Körper, indem sie Abfallstoffe filtern und den Flüssigkeits- sowie Elektrolythaushalt regulieren. Hoher Blutdruck kann die feinen Blutgefäße in den Nieren schädigen, was zu einer verminderten Nierenfunktion führt und letztlich zu chronischen Nierenerkrankungen oder sogar Nierenversagen führen kann.

Die Schädigung der Nieren durch Hypertonie geschieht oft schleichend und bleibt lange unbemerkt. Zu Beginn können Symptome wie Müdigkeit, Schwellungen in den Beinen oder Veränderungen im Urin auftreten. Diese Anzeichen werden häufig nicht mit Bluthochdruck in Verbindung gebracht, was die frühzeitige Diagnose erschwert. Langfristig kann es jedoch zu einer erheblichen Einschränkung der Nierenfunktion kommen, was sich in einem erhöhten Risiko für Herz-Kreislauf-Erkrankungen niederschlägt.

Ein wichtiger Mechanismus hinter den Nierenschäden ist die Hypertrophie der glomerulären Zellen, die durch anhaltend hohen Druck verursacht wird. Dies führt zur Verdickung der Gefäßwände und zur Verengung des Lumens, wodurch die Durchblutung der Niere beeinträchtigt wird. Infolgedessen kommt es zu einer verminderten Filtrationsrate und einer Ansammlung von Toxinen im Blut.

Präventive Maßnahmen sind entscheidend für den Erhalt der Nierengesundheit bei Menschen mit Bluthochdruck. Regelmäßige Kontrollen des Blutdrucks sowie eine gesunde Lebensweise sind unerlässlich. Dazu gehören:

- Eine ausgewogene Ernährung mit niedrigem Salzgehalt
- Regelmäßige körperliche Aktivität
- Vermeidung von übermäßigem Alkohol- und Tabakkonsum

Zudem sollten Patienten mit hohem Blutdruck regelmäßig ihre Nierenwerte überprüfen lassen, um frühzeitig auf Veränderungen reagieren zu können. Eine medikamentöse Therapie zur Kontrolle des Blutdrucks kann ebenfalls notwendig sein, um das Risiko von Nierenschäden signifikant zu reduzieren.

Zusammenfassend lässt sich sagen, dass unbehandelter Bluthochdruck ein erhebliches Risiko für die Gesundheit der Nieren darstellt. Ein proaktives Management ist daher unerlässlich, um schwerwiegende Folgen wie chronische Nierenerkrankungen zu vermeiden.

# 9
# Psychologische Aspekte von Bluthochdruck

## 9.1 Stress und seine Auswirkungen auf den Blutdruck

Stress ist ein allgegenwärtiges Phänomen in der modernen Gesellschaft und hat erhebliche Auswirkungen auf die körperliche Gesundheit, insbesondere auf den Blutdruck. Die Verbindung zwischen Stress und Bluthochdruck ist gut dokumentiert, wobei akute und chronische Stressoren unterschiedliche physiologische Reaktionen hervorrufen können. Akuter Stress führt oft zu einer kurzfristigen Erhöhung des Blutdrucks durch die Ausschüttung von Stresshormonen wie Adrenalin, während chronischer Stress langfristig zu einer dauerhaften Erhöhung des Blutdrucks beitragen kann.

Die physiologischen Mechanismen hinter dieser Beziehung sind komplex. Bei akutem Stress aktiviert der Körper das sympathische Nervensystem, was zu einer erhöhten Herzfrequenz und einer Verengung der Blutgefäße führt. Diese Reaktion ist evolutionär bedingt und soll dem Körper helfen, in Gefahrensituationen schnell zu reagieren. Im Gegensatz dazu kann chronischer Stress, der durch anhaltende Belastungen wie beruflichen Druck oder persönliche Probleme verursacht wird, zu Entzündungsprozessen im Körper führen und die Funktion des Herz-Kreislauf-Systems beeinträchtigen.

Ein weiterer wichtiger Aspekt ist die Rolle von Bewältigungsmechanismen. Menschen, die nicht über effektive Strategien zur Stressbewältigung verfügen, neigen dazu, ungesunde Verhaltensweisen anzunehmen, wie z.B. übermäßiges Essen, Rauchen oder Alkoholkonsum. Diese Verhaltensweisen können zusätzlich zum Anstieg des Blutdrucks beitragen und das Risiko für kardiovaskuläre Erkrankungen erhöhen.

Um den Einfluss von Stress auf den Blutdruck zu minimieren, sind verschiedene Ansätze hilfreich. Regelmäßige körperliche Aktivität kann nicht nur helfen, den Blutdruck zu senken, sondern auch als Ventil für stressbedingte Spannungen dienen. Entspannungstechniken wie Meditation oder Yoga haben sich ebenfalls als wirksam erwiesen, um das allgemeine Wohlbefinden zu steigern und den Blutdruck nachhaltig zu regulieren.

Zusammenfassend lässt sich sagen, dass die Auseinandersetzung mit stressbedingten Faktoren eine entscheidende Rolle bei der Kontrolle von Bluthochdruck spielt. Ein ganzheitlicher Ansatz zur Gesundheitsförderung sollte daher sowohl physische als auch psychische Aspekte berücksichtigen.

## 9.2 Der Einfluss von Angst und Depressionen

Angst und Depressionen sind weit verbreitete psychische Erkrankungen, die nicht nur das emotionale Wohlbefinden beeinträchtigen, sondern auch erhebliche Auswirkungen auf die körperliche Gesundheit haben können. Insbesondere der Blutdruck ist ein Bereich, der durch diese psychischen Zustände stark beeinflusst wird. Die Wechselwirkungen zwischen psychischen und physischen Gesundheitsfaktoren sind komplex und erfordern eine differenzierte Betrachtung.

Angstzustände führen häufig zu einer Aktivierung des sympathischen Nervensystems, was sich in einer erhöhten Herzfrequenz und einem Anstieg des Blutdrucks äußert. Diese physiologische Reaktion ist evolutionär bedingt und soll den Körper auf potenzielle Bedrohungen vorbereiten. Bei Menschen mit chronischer Angst kann dieser Zustand jedoch zu einer dauerhaften Erhöhung des Blutdrucks führen, was das Risiko für kardiovaskuläre Erkrankungen steigert.

Depressionen hingegen sind oft mit einem Gefühl der Hoffnungslosigkeit und Antriebslosigkeit verbunden, was zu ungesunden Lebensgewohnheiten führen kann. Betroffene neigen dazu, sich weniger zu bewegen, ungesund zu essen oder soziale Kontakte zu meiden – alles Faktoren, die ebenfalls den Blutdruck negativ beeinflussen können. Studien zeigen, dass depressive Symptome eng mit einer schlechten Kontrolle des Blutdrucks korrelieren.

Ein weiterer wichtiger Aspekt ist die Rolle von Stressbewältigungsmechanismen bei Menschen mit Angst- oder Depressionssymptomen. Oftmals greifen Betroffene auf ungesunde Bewältigungsstrategien zurück, wie z.B. übermäßigen Konsum von Alkohol oder Drogen, um ihre Symptome zu lindern. Diese Verhaltensweisen können nicht nur den Blutdruck erhöhen, sondern auch langfristig die allgemeine Gesundheit gefährden.

Um den Einfluss von Angst und Depressionen auf den Blutdruck zu minimieren, sind therapeutische Ansätze wie kognitive Verhaltenstherapie (KVT) sowie Entspannungstechniken wie Meditation oder Achtsamkeitstraining hilfreich. Diese Methoden fördern nicht nur das emotionale Wohlbefinden, sondern können auch zur Regulierung des Blutdrucks beitragen.

Zusammenfassend lässt sich sagen, dass Angst und Depressionen signifikante Risikofaktoren für Bluthochdruck darstellen. Ein integrativer Ansatz zur Behandlung sollte daher sowohl psychische als auch physische Aspekte berücksichtigen.

## 9.3 Strategien zur psychischen Gesundheit

Die Förderung der psychischen Gesundheit ist ein entscheidender Aspekt im Umgang mit Bluthochdruck, da psychische Faktoren wie Angst und Depressionen den Blutdruck erheblich beeinflussen können. Strategien zur Verbesserung der psychischen Gesundheit sind daher nicht nur für das emotionale Wohlbefinden wichtig, sondern auch für die körperliche Gesundheit und die Kontrolle des Blutdrucks.

Eine der effektivsten Methoden zur Stärkung der psychischen Gesundheit ist die regelmäßige körperliche Aktivität. Bewegung hat nachweislich positive Auswirkungen auf die Stimmung und kann Stress abbauen. Aktivitäten wie Yoga oder Tai Chi kombinieren körperliche Bewegung mit Achtsamkeit, was besonders vorteilhaft für Menschen mit Bluthochdruck sein kann. Diese Praktiken fördern nicht nur die Flexibilität und Kraft, sondern helfen auch dabei, den Geist zu beruhigen und Ängste abzubauen.

Ein weiterer wichtiger Ansatz ist die Entwicklung gesunder Bewältigungsmechanismen. Anstatt auf ungesunde Verhaltensweisen zurückzugreifen, sollten Betroffene lernen, ihre Emotionen konstruktiv zu verarbeiten. Techniken wie kognitive Verhaltenstherapie (KVT) können helfen, negative Denkmuster zu erkennen und zu verändern. Durch das Erlernen von Problemlösungsfähigkeiten können Menschen besser mit stressigen Situationen umgehen und ihre emotionale Resilienz stärken.

- **Achtsamkeitstraining:** Regelmäßige Achtsamkeitsübungen können helfen, den Fokus auf den gegenwärtigen Moment zu lenken und Stress abzubauen.
- **Soziale Unterstützung:** Der Aufbau eines starken sozialen Netzwerks kann als Puffer gegen Stress wirken. Gespräche mit Freunden oder Familienmitgliedern bieten emotionale Entlastung.
- **Gesunde Ernährung:** Eine ausgewogene Ernährung hat nicht nur positive Auswirkungen auf den Körper, sondern auch auf das geistige Wohlbefinden. Nahrungsmittel reich an Omega-3-Fettsäuren oder Antioxidantien unterstützen die Gehirnfunktion.

Zudem sollte man sich regelmäßig Zeit für Entspannung nehmen. Techniken wie Meditation oder Atemübungen können helfen, den Geist zu beruhigen und Stress abzubauen. Die Integration solcher Praktiken in den Alltag kann langfristig dazu beitragen, sowohl die psychische als auch die physische Gesundheit zu verbessern.

Zusammenfassend lässt sich sagen, dass eine ganzheitliche Herangehensweise an die psychische Gesundheit entscheidend ist für Menschen mit Bluthochdruck. Durch gezielte Strategien zur Förderung des emotionalen Wohlbefindens lassen sich nicht nur Symptome von Angst und Depressionen lindern, sondern auch der Blutdruck nachhaltig regulieren.

# 10
# Unterstützungssysteme für Betroffene

## 10.1 Rolle der Familie und Freunde

Die Unterstützung durch Familie und Freunde spielt eine entscheidende Rolle im Umgang mit Bluthochdruck. Emotionale und praktische Hilfe kann den Betroffenen nicht nur helfen, ihre Erkrankung besser zu bewältigen, sondern auch die Lebensqualität erheblich verbessern. In vielen Fällen sind es die Angehörigen, die als erste Anzeichen von gesundheitlichen Problemen bemerken und somit frühzeitig eingreifen können.

Familienmitglieder und enge Freunde können eine wichtige Quelle der Motivation sein, um gesunde Lebensstiländerungen umzusetzen. Gemeinsame Aktivitäten wie das Kochen gesunder Mahlzeiten oder das Ausüben von Sportarten fördern nicht nur die Gesundheit des Betroffenen, sondern stärken auch die zwischenmenschlichen Beziehungen. Diese gemeinsamen Erlebnisse schaffen ein unterstützendes Umfeld, in dem sich der Betroffene weniger isoliert fühlt.

Darüber hinaus ist es wichtig, dass Angehörige über Bluthochdruck informiert sind. Ein gewisses Maß an Wissen über die Krankheit ermöglicht es ihnen, empathisch zu reagieren und angemessene Unterstützung anzubieten. Dies kann beispielsweise bedeuten, dass sie Verständnis für Stresssituationen zeigen oder bei der Umsetzung von Ernährungsplänen helfen. Aufklärung über Bluthochdruck kann auch dazu beitragen, Vorurteile abzubauen und das Bewusstsein für diese weit verbreitete Erkrankung zu schärfen.

Ein weiterer Aspekt ist die emotionale Unterstützung. Die psychische Belastung durch eine chronische Erkrankung wie Bluthochdruck kann erheblich sein. Angehörige sollten daher bereit sein zuzuhören und Trost zu spenden. Offene Gespräche über Ängste und Sorgen können dazu beitragen, den Druck zu mindern und ein Gefühl der Sicherheit zu vermitteln.

Zusammenfassend lässt sich sagen, dass die Rolle von Familie und Freunden im Umgang mit Bluthochdruck nicht unterschätzt werden sollte. Ihre Unterstützung kann einen wesentlichen Unterschied machen – sei es durch praktische Hilfe im Alltag oder durch emotionale Begleitung in schwierigen Zeiten. Ein starkes soziales Netzwerk fördert nicht nur das Wohlbefinden des Einzelnen, sondern trägt auch zur langfristigen Kontrolle des Blutdrucks bei.

## 10.2 Selbsthilfegruppen

Selbsthilfegruppen stellen eine wertvolle Unterstützung für Menschen dar, die mit Bluthochdruck oder anderen chronischen Erkrankungen leben. Sie bieten nicht nur einen Raum für den Austausch von Erfahrungen und Informationen, sondern fördern auch das Gefühl der Gemeinschaft und Zugehörigkeit. In diesen Gruppen können Betroffene ihre Sorgen und Ängste offen ansprechen, was oft zu einer Entlastung führt.

Ein zentrales Merkmal von Selbsthilfegruppen ist die Möglichkeit, von den Erfahrungen anderer zu lernen. Mitglieder teilen ihre Strategien zur Bewältigung der Krankheit, sei es durch Ernährungsumstellungen, Bewegung oder Stressbewältigungstechniken. Diese praktischen Tipps sind oft direkt umsetzbar und können den Teilnehmern helfen, ihren Blutdruck besser zu kontrollieren. Zudem ermutigen sich die Mitglieder gegenseitig, gesunde Lebensgewohnheiten beizubehalten.

Die emotionale Unterstützung in Selbsthilfegruppen ist ebenfalls von großer Bedeutung. Viele Menschen fühlen sich isoliert oder missverstanden in ihrem Umgang mit Bluthochdruck. Durch den Kontakt zu Gleichgesinnten entsteht ein unterstützendes Umfeld, in dem man sich verstanden fühlt. Offene Gespräche über persönliche Herausforderungen können dazu beitragen, Ängste abzubauen und das Selbstbewusstsein zu stärken.

Darüber hinaus bieten viele Selbsthilfegruppen auch Zugang zu Fachwissen durch Gastreferenten wie Ärzte oder Ernährungsberater. Solche Veranstaltungen erweitern das Wissen der Teilnehmer über Bluthochdruck und dessen Behandlungsmöglichkeiten erheblich. Die Kombination aus persönlichem Austausch und fachlicher Information macht Selbsthilfegruppen besonders effektiv.

In vielen Städten gibt es bereits etablierte Selbsthilfegruppen für Menschen mit Bluthochdruck; jedoch kann es auch sinnvoll sein, neue Gruppen ins Leben zu rufen oder bestehende Netzwerke auszubauen. Die Nutzung digitaler Plattformen hat zudem zugenommen: Online-Selbsthilfegruppen ermöglichen es Betroffenen, unabhängig von ihrem Wohnort teilzunehmen und sich auszutauschen.

Zusammenfassend lässt sich sagen, dass Selbsthilfegruppen eine bedeutende Rolle im Leben von Menschen mit Bluthochdruck spielen können. Sie fördern nicht nur die individuelle Krankheitsbewältigung, sondern tragen auch zur Stärkung des sozialen Zusammenhalts bei.

## 10.3 Professionelle Unterstützung suchen

Die Suche nach professioneller Unterstützung ist ein entscheidender Schritt für Menschen, die mit Bluthochdruck oder anderen chronischen Erkrankungen leben. Während Selbsthilfegruppen wertvolle emotionale und soziale Unterstützung bieten, kann die Inanspruchnahme professioneller Hilfe zusätzliche Ressourcen und Fachkenntnisse bereitstellen, die für eine umfassende Krankheitsbewältigung unerlässlich sind.

Professionelle Unterstützung kann in verschiedenen Formen auftreten, darunter Hausärzte, Fachärzte wie Kardiologen, Ernährungsberater und Psychologen. Diese Fachleute bringen spezifisches Wissen über Bluthochdruck mit und können individuelle Behandlungspläne erstellen, die auf den persönlichen Gesundheitszustand abgestimmt sind. Ein Arztbesuch ermöglicht es den Betroffenen, ihre Symptome zu besprechen und geeignete diagnostische Tests durchzuführen. Dies ist besonders wichtig, da Bluthochdruck oft keine offensichtlichen Symptome zeigt und regelmäßige Kontrollen notwendig sind.

Ein weiterer wichtiger Aspekt der professionellen Unterstützung ist die psychologische Begleitung. Viele Menschen empfinden Stress oder Angst im Zusammenhang mit ihrer Erkrankung. Psychologen oder Therapeuten können helfen, Bewältigungsstrategien zu entwickeln und emotionale Belastungen abzubauen. Die Kombination aus medizinischer Behandlung und psychologischer Unterstützung hat sich als besonders effektiv erwiesen, um das allgemeine Wohlbefinden der Betroffenen zu verbessern.

Darüber hinaus spielen Ernährungsberater eine wesentliche Rolle bei der Behandlung von Bluthochdruck. Sie können individuelle Ernährungspläne erstellen, die auf gesunden Lebensstiländerungen basieren. Eine ausgewogene Ernährung kann nicht nur den Blutdruck senken, sondern auch das Risiko anderer gesundheitlicher Probleme verringern.

- **Hausärzte:** Erste Anlaufstelle für Diagnosen und Überweisungen.
- **Kardiologen:** Spezialisten für Herz-Kreislauf-Erkrankungen.
- **Ernährungsberater:** Experten für gesunde Ernährung zur Blutdruckkontrolle.
- **Psychoonkologen:** Unterstützen bei emotionalen Herausforderungen im Umgang mit chronischen Krankheiten.

Letztlich ist es wichtig zu betonen, dass professionelle Unterstützung nicht nur zur Verbesserung der physischen Gesundheit beiträgt, sondern auch das Gefühl von Kontrolle über die eigene Krankheit stärkt. Die aktive Suche nach Hilfe zeigt Engagement für die eigene Gesundheit und fördert ein positives Lebensgefühl trotz bestehender Herausforderungen.

# 11
# Präventive Maßnahmen gegen Bluthochdruck

## 11.1 Früherkennung und Screening

Die Früherkennung von Bluthochdruck ist ein entscheidender Schritt zur Vermeidung schwerwiegender gesundheitlicher Komplikationen. Da Hypertonie oft asymptomatisch verläuft, ist es wichtig, regelmäßige Blutdruckmessungen durchzuführen, um frühzeitig Anzeichen zu erkennen. Die Weltgesundheitsorganisation (WHO) empfiehlt, dass Erwachsene ab einem Alter von 18 Jahren mindestens alle zwei Jahre ihren Blutdruck überprüfen lassen sollten.

Ein effektives Screening-Programm kann dazu beitragen, Risikogruppen zu identifizieren und präventive Maßnahmen rechtzeitig einzuleiten. Besonders gefährdete Personen sind häufig übergewichtig oder leiden an Diabetes oder Herz-Kreislauf-Erkrankungen in der Familie. In solchen Fällen sollte die Überwachung des Blutdrucks häufiger erfolgen, idealerweise jährlich oder sogar halbjährlich.

Moderne Technologien haben das Screening erheblich vereinfacht. Automatisierte Blutdruckmessgeräte sind mittlerweile weit verbreitet und ermöglichen eine einfache Selbstüberwachung zu Hause. Diese Geräte bieten nicht nur eine bequeme Möglichkeit zur Messung des Blutdrucks, sondern auch die Möglichkeit, Daten über einen längeren Zeitraum zu sammeln und Veränderungen im Gesundheitszustand zu verfolgen.

Zusätzlich zur Selbstüberwachung können auch Arztbesuche für umfassendere Untersuchungen sinnvoll sein. Ärzte können bei diesen Terminen nicht nur den Blutdruck messen, sondern auch andere Risikofaktoren wie Cholesterinwerte und Blutzucker kontrollieren. Eine ganzheitliche Betrachtung der Gesundheit ermöglicht es Ärzten, individuelle Präventionsstrategien zu entwickeln.

Ein weiterer wichtiger Aspekt der Früherkennung ist die Aufklärung der Bevölkerung über die Risiken von Bluthochdruck und die Bedeutung regelmäßiger Kontrollen. Informationskampagnen können helfen, das Bewusstsein für diese Erkrankung zu schärfen und Menschen dazu ermutigen, aktiv an ihrer Gesundheit zu arbeiten.

Insgesamt spielt die Früherkennung eine zentrale Rolle im Kampf gegen Bluthochdruck. Durch regelmäßige Kontrollen und gezielte Aufklärung kann das Risiko schwerwiegender Erkrankungen signifikant gesenkt werden.

## 11.2 Lebensstiländerungen als Prävention

Lebensstiländerungen spielen eine entscheidende Rolle bei der Prävention von Bluthochdruck. Durch gezielte Anpassungen in der täglichen Routine können Individuen nicht nur ihren Blutdruck senken, sondern auch ihr allgemeines Wohlbefinden verbessern. Diese Veränderungen sind oft einfach umzusetzen und erfordern keine drastischen Maßnahmen, was sie zu einer attraktiven Option für viele Menschen macht.

Eine der effektivsten Methoden zur Senkung des Blutdrucks ist die Verbesserung der Ernährung. Eine **salzreduzierte Diät**, die reich an Obst, Gemüse, Vollkornprodukten und magerem Eiweiß ist, kann signifikante positive Effekte auf den Blutdruck haben. Die DASH-Diät (Dietary Approaches to Stop Hypertension) wird häufig empfohlen und hat sich in Studien als wirksam erwiesen. Zudem sollte der Konsum von gesättigten Fetten und Zucker minimiert werden, um das Risiko von Übergewicht und damit verbundenen Erkrankungen zu verringern.

Regelmäßige körperliche Aktivität ist ein weiterer Schlüsselfaktor. Die Weltgesundheitsorganisation empfiehlt mindestens 150 Minuten moderate aerobe Aktivität pro Woche. Aktivitäten wie Gehen, Radfahren oder Schwimmen fördern nicht nur die Herzgesundheit, sondern helfen auch dabei, Stress abzubauen – ein weiterer Risikofaktor für Bluthochdruck. Selbst kleine Änderungen im Alltag, wie Treppensteigen statt Aufzugfahren oder kurze Spaziergänge während der Pausen, können langfristig einen großen Unterschied machen.

Zusätzlich spielt das **Stressmanagement** eine wesentliche Rolle bei der Kontrolle des Blutdrucks. Techniken wie Meditation, Yoga oder Atemübungen können helfen, den Stresspegel zu senken und somit auch den Blutdruck positiv zu beeinflussen. Es ist wichtig, regelmäßig Zeit für Entspannung einzuplanen und Aktivitäten nachzugehen, die Freude bereiten.

Schließlich sollte auf den Konsum von Alkohol und Tabak geachtet werden. Ein moderater Alkoholkonsum sowie das Vermeiden von Rauchen sind entscheidend für die Aufrechterhaltung eines gesunden Blutdrucks. Das Verständnis über die Auswirkungen dieser Substanzen auf den Körper kann Menschen motivieren, gesündere Entscheidungen zu treffen.

Insgesamt zeigt sich, dass durch bewusste Lebensstiländerungen nicht nur Bluthochdruck vorgebeugt werden kann; diese Maßnahmen tragen auch zur allgemeinen Gesundheit bei und verbessern die Lebensqualität erheblich.

## 11.3 Aufklärung über Risikofaktoren

Die Aufklärung über Risikofaktoren für Bluthochdruck ist ein entscheidender Schritt in der Prävention und Behandlung dieser weit verbreiteten Erkrankung. Ein fundiertes Wissen über die verschiedenen Faktoren, die zu Bluthochdruck führen können, ermöglicht es den Betroffenen, proaktive Maßnahmen zu ergreifen und ihre Gesundheit aktiv zu steuern.

Zu den wichtigsten Risikofaktoren zählen **Übergewicht**, **Bewegungsmangel**, **ungesunde Ernährung**, **Stress**, sowie der Konsum von Alkohol und Tabak. Übergewicht erhöht den Druck auf das Herz-Kreislauf-System und kann zu einer Erhöhung des Blutdrucks führen. Eine ausgewogene Ernährung, die arm an gesättigten Fetten und Zucker ist, kann helfen, das Gewicht zu regulieren und somit das Risiko für Bluthochdruck zu senken.

Körperliche Inaktivität ist ein weiterer bedeutender Risikofaktor. Regelmäßige Bewegung stärkt das Herz und verbessert die Durchblutung. Die Weltgesundheitsorganisation empfiehlt mindestens 150 Minuten moderate körperliche Aktivität pro Woche. Dies kann durch einfache Aktivitäten wie Gehen oder Radfahren erreicht werden, was nicht nur zur Senkung des Blutdrucks beiträgt, sondern auch das allgemeine Wohlbefinden steigert.

**Stressmanagement** spielt ebenfalls eine zentrale Rolle bei der Kontrolle des Blutdrucks. Chronischer Stress kann zu einer dauerhaften Erhöhung des Blutdrucks führen. Techniken wie Meditation, Yoga oder Atemübungen sind effektive Methoden zur Stressbewältigung und sollten Teil eines gesunden Lebensstils sein.

Zudem sollte der Konsum von Alkohol moderat gehalten werden; übermäßiger Alkoholkonsum kann den Blutdruck erheblich erhöhen. Auch Rauchen hat nachweislich negative Auswirkungen auf die Gefäßgesundheit und sollte vermieden werden. Die Aufklärung über diese Risiken ist entscheidend, um Menschen dazu zu motivieren, gesündere Entscheidungen zu treffen.

Insgesamt zeigt sich, dass eine umfassende Aufklärung über Risikofaktoren nicht nur zur Prävention von Bluthochdruck beiträgt, sondern auch einen positiven Einfluss auf die allgemeine Gesundheit hat. Indem Individuen informiert werden, können sie besser verstehen, wie ihr Lebensstil ihren Blutdruck beeinflusst und welche Schritte sie unternehmen können, um ihre Gesundheit langfristig zu schützen.

# 12
# Langfristige Strategien zur Gesundheitsförderung

## 12.1 Nachhaltige Ernährungsgewohnheiten

Nachhaltige Ernährungsgewohnheiten sind von zentraler Bedeutung für die Förderung der Gesundheit und den Schutz unseres Planeten. In einer Zeit, in der Umweltprobleme wie Klimawandel und Ressourcenknappheit immer drängender werden, ist es unerlässlich, dass wir unsere Essgewohnheiten überdenken. Eine nachhaltige Ernährung trägt nicht nur zur Verbesserung der individuellen Gesundheit bei, sondern hat auch positive Auswirkungen auf die Umwelt.

Ein wesentlicher Aspekt nachhaltiger Ernährungsgewohnheiten ist die Wahl regionaler und saisonaler Lebensmittel. Diese Produkte haben oft eine geringere CO2-Bilanz, da sie weniger Transportwege zurücklegen müssen. Zudem unterstützen sie lokale Landwirte und tragen zur Erhaltung der Biodiversität bei. Der Verzehr von Lebensmitteln aus biologischem Anbau kann ebenfalls einen positiven Einfluss auf die Umwelt haben, da diese Methoden oft weniger chemische Düngemittel und Pestizide verwenden.

Ein weiterer wichtiger Punkt ist die Reduzierung des Fleischkonsums. Die Tierhaltung hat erhebliche Auswirkungen auf den Klimawandel, da sie große Mengen an Treibhausgasen produziert. Durch eine pflanzenbasierte Ernährung oder zumindest durch eine Reduktion des Fleischkonsums können Individuen ihren ökologischen Fußabdruck erheblich verringern. Alternativen wie Hülsenfrüchte, Nüsse und Vollkornprodukte bieten nicht nur gesundheitliche Vorteile, sondern sind auch umweltfreundlicher.

- Verzehr von mehr Obst und Gemüse: Diese Lebensmittel sind reich an Nährstoffen und fördern die allgemeine Gesundheit.
- Wasser als Hauptgetränk: Der Verzicht auf zuckerhaltige Getränke reduziert nicht nur Kalorien, sondern schont auch Ressourcen.
- Vermeidung von Lebensmittelverschwendung: Durch bewusste Planung und Resteverwertung kann jeder Einzelne dazu beitragen, Abfall zu reduzieren.

Zusammenfassend lässt sich sagen, dass nachhaltige Ernährungsgewohnheiten sowohl für das persönliche Wohlbefinden als auch für den Schutz unserer Umwelt entscheidend sind. Indem wir bewusste Entscheidungen treffen und uns über die Herkunft unserer Lebensmittel informieren, können wir aktiv zu einer gesünderen Zukunft beitragen.

## 12.2 Regelmäßige körperliche Aktivität

Regelmäßige körperliche Aktivität ist ein fundamentaler Bestandteil der Gesundheitsförderung und spielt eine entscheidende Rolle für das allgemeine Wohlbefinden. Sie trägt nicht nur zur physischen Gesundheit bei, sondern hat auch positive Auswirkungen auf die psychische Verfassung. In einer Zeit, in der Bewegungsmangel weit verbreitet ist, wird es immer wichtiger, die Bedeutung von Bewegung in den Alltag zu integrieren.

Körperliche Aktivität kann in verschiedenen Formen erfolgen, sei es durch Sport, Spaziergänge oder alltägliche Tätigkeiten wie Gartenarbeit oder Radfahren. Die Weltgesundheitsorganisation (WHO) empfiehlt mindestens 150 Minuten moderate aerobe Aktivität pro Woche für Erwachsene. Diese Empfehlung zielt darauf ab, das Risiko chronischer Erkrankungen wie Herz-Kreislauf-Erkrankungen, Diabetes und bestimmten Krebsarten zu reduzieren.

Ein weiterer Aspekt der regelmäßigen körperlichen Aktivität ist ihre Wirkung auf die mentale Gesundheit. Studien zeigen, dass Bewegung Stress abbaut und Symptome von Angstzuständen und Depressionen lindern kann. Durch die Freisetzung von Endorphinen während des Trainings fühlen sich viele Menschen glücklicher und ausgeglichener. Zudem fördert regelmäßige Bewegung die Schlafqualität, was wiederum einen positiven Einfluss auf die geistige Leistungsfähigkeit hat.

Die Integration von Bewegung in den Alltag muss nicht kompliziert sein. Kleine Veränderungen können bereits große Effekte haben: Treppensteigen anstelle des Aufzugs, kurze Spaziergänge während der Mittagspause oder das Nutzen eines Fahrrads für den Weg zur Arbeit sind einfache Möglichkeiten, um aktiver zu werden. Auch Gruppenaktivitäten wie Tanzkurse oder Mannschaftssportarten fördern nicht nur die Fitness, sondern stärken auch soziale Kontakte.

- Verbesserung der kardiovaskulären Gesundheit: Regelmäßige Bewegung stärkt das Herz-Kreislauf-System.
- Stärkung des Immunsystems: Aktive Menschen haben oft ein besseres Immunsystem.
- Förderung der Muskel- und Knochengesundheit: Krafttraining hilft beim Erhalt der Muskelmasse und Knochendichte.

Zusammenfassend lässt sich sagen, dass regelmäßige körperliche Aktivität ein unverzichtbarer Bestandteil eines gesunden Lebensstils ist. Indem wir uns aktiv bewegen und sportliche Betätigung in unseren Alltag integrieren, können wir sowohl unsere physische als auch unsere psychische Gesundheit nachhaltig verbessern.

## 12.3 Lebenslanges Lernen über Gesundheit

Lebenslanges Lernen über Gesundheit ist ein entscheidender Aspekt der Gesundheitsförderung, der es Individuen ermöglicht, informierte Entscheidungen über ihre Gesundheit zu treffen und proaktive Maßnahmen zur Verbesserung ihres Wohlbefindens zu ergreifen. In einer sich ständig verändernden Welt, in der neue Erkenntnisse über Ernährung, Bewegung und psychische Gesundheit kontinuierlich gewonnen werden, ist es unerlässlich, dass Menschen sich aktiv mit diesen Themen auseinandersetzen.

Ein zentraler Punkt des lebenslangen Lernens ist die Fähigkeit, Informationen kritisch zu bewerten und zwischen wissenschaftlich fundierten Ratschlägen und Mythen oder Fehlinformationen zu unterscheiden. Dies kann durch verschiedene Bildungsformate geschehen, wie beispielsweise Workshops, Online-Kurse oder Informationsveranstaltungen in Gemeinden. Die Integration von Gesundheitsbildung in Schulen und Universitäten spielt ebenfalls eine wichtige Rolle dabei, bereits frühzeitig ein Bewusstsein für gesundheitsrelevante Themen zu schaffen.

Darüber hinaus fördert das lebenslange Lernen auch die Selbstverantwortung für die eigene Gesundheit. Menschen sind eher bereit, gesunde Verhaltensweisen anzunehmen – sei es durch regelmäßige körperliche Aktivität oder eine ausgewogene Ernährung –, wenn sie verstehen, wie diese Faktoren ihre Lebensqualität beeinflussen können. Ein Beispiel hierfür ist die zunehmende Popularität von Apps zur Gesundheitsüberwachung, die nicht nur Daten sammeln, sondern auch Bildungselemente integrieren und Nutzer motivieren können.

Ein weiterer wichtiger Aspekt des lebenslangen Lernens über Gesundheit ist die Förderung von sozialen Netzwerken und Gemeinschaften. Der Austausch von Erfahrungen und Wissen innerhalb von Gruppen kann nicht nur das individuelle Lernen bereichern, sondern auch soziale Unterstützung bieten. Initiativen wie lokale Sportvereine oder Kochkurse fördern nicht nur das Wissen um gesunde Praktiken, sondern stärken auch den Zusammenhalt in der Gemeinschaft.

- Förderung kritischen Denkens: Menschen lernen, Informationen über Gesundheit besser zu bewerten.
- Stärkung der Selbstverantwortung: Informierte Personen treffen bewusstere Entscheidungen für ihre Gesundheit.
- Schaffung sozialer Netzwerke: Gemeinschaftliches Lernen unterstützt den Austausch und die Motivation.

Zusammenfassend lässt sich sagen, dass lebenslanges Lernen über Gesundheit nicht nur zur individuellen Verbesserung des Wohlbefindens beiträgt, sondern auch gesellschaftliche Vorteile mit sich bringt. Indem wir uns kontinuierlich weiterbilden und unser Wissen erweitern, können wir aktiv an unserer eigenen Gesundheitsförderung arbeiten und gleichzeitig einen positiven Einfluss auf unsere Umgebung ausüben.

# 13
# Motivation zur Veränderung

## 13.1 Zielsetzung für ein gesundes Leben

Die Zielsetzung für ein gesundes Leben ist ein entscheidender Schritt, um die eigene Gesundheit aktiv zu fördern und langfristig zu erhalten. In einer Zeit, in der Bluthochdruck und andere chronische Erkrankungen weit verbreitet sind, wird es immer wichtiger, individuelle Gesundheitsziele zu definieren und diese konsequent zu verfolgen. Eine klare Zielsetzung hilft nicht nur dabei, den Fokus auf die eigenen Gesundheitsbedürfnisse zu richten, sondern motiviert auch zur Umsetzung gesunder Verhaltensweisen.

Ein zentraler Aspekt der Zielsetzung ist die SMART-Methode, die sicherstellt, dass Ziele spezifisch, messbar, erreichbar, relevant und zeitgebunden sind. Beispielsweise könnte das Ziel lauten: „Ich möchte innerhalb von drei Monaten meinen Blutdruck um 5 mmHg senken." Dieses Ziel ist konkret und ermöglicht eine einfache Überprüfung des Fortschritts. Die Relevanz solcher Ziele zeigt sich besonders im Zusammenhang mit Lebensstiländerungen wie Ernährung und Bewegung.

Die Ernährung spielt eine fundamentale Rolle bei der Kontrolle des Blutdrucks. Durch die Integration von Lebensmitteln, die reich an Kalium und Magnesium sind – wie Bananen, Spinat oder Nüsse – können positive Effekte erzielt werden. Gleichzeitig sollten Lebensmittel mit hohem Natriumgehalt reduziert werden. Ein weiteres Beispiel für eine gesunde Lebensstiländerung ist regelmäßige körperliche Aktivität; bereits 30 Minuten moderate Bewegung an fünf Tagen in der Woche können signifikante Verbesserungen bewirken.

Zusätzlich zur physischen Gesundheit sollte auch das psychische Wohlbefinden berücksichtigt werden. Stressbewältigungstechniken wie Meditation oder Yoga können helfen, den Blutdruck zu regulieren und das allgemeine Wohlbefinden zu steigern. Das Setzen von Zielen in diesen Bereichen kann dazu beitragen, ein ganzheitliches Konzept für ein gesundes Leben zu entwickeln.

Abschließend lässt sich sagen, dass die Zielsetzung für ein gesundes Leben nicht nur eine Frage der Disziplin ist; sie erfordert auch Selbstreflexion und Anpassungsfähigkeit. Indem man realistische Ziele setzt und diese regelmäßig überprüft sowie anpasst, kann jeder Einzelne aktiv zur Verbesserung seiner Gesundheit beitragen und somit einem erfüllten Leben näherkommen.

## 13.2 Erfolgsgeschichten von Betroffenen

Erfolgsgeschichten von Betroffenen sind inspirierende Berichte, die zeigen, wie Menschen durch gezielte Veränderungen in ihrem Lebensstil ihre Gesundheit verbessern konnten. Diese Geschichten sind nicht nur motivierend, sondern bieten auch wertvolle Einblicke in die Herausforderungen und Strategien, die mit der Umsetzung eines gesunden Lebensstils verbunden sind.

Ein Beispiel ist die Geschichte von Anna, einer 45-jährigen Frau, die jahrelang unter Bluthochdruck litt. Nach mehreren Arztbesuchen entschied sie sich, aktiv etwas zu verändern. Sie setzte sich das Ziel, ihren Blutdruck innerhalb von sechs Monaten um mindestens 10 mmHg zu senken. Durch eine Kombination aus Ernährungsumstellung und regelmäßiger Bewegung gelang es ihr nicht nur, ihr Ziel zu erreichen, sondern auch ihr allgemeines Wohlbefinden erheblich zu steigern. Anna integrierte mehr Obst und Gemüse in ihre Ernährung und begann mit dem Joggen. Ihre Geschichte zeigt eindrucksvoll, wie wichtig es ist, realistische Ziele zu setzen und diese konsequent zu verfolgen.

Ein weiteres Beispiel ist Peter, ein 60-jähriger Mann mit Übergewicht und hohem Cholesterinspiegel. Er fühlte sich oft müde und antriebslos. Durch den Austausch mit Gleichgesinnten in einer Selbsthilfegruppe fand er Motivation und Unterstützung. Gemeinsam setzten sie sich Ziele zur Gewichtsreduktion und zur Verbesserung ihrer Fitness. Peter begann mit kleinen Schritten: Er reduzierte seine Portionsgrößen und nahm an wöchentlichen Gruppensportaktivitäten teil. Innerhalb eines Jahres verlor er über 15 Kilogramm und konnte seinen Cholesterinspiegel signifikant senken.

Diese Erfolgsgeschichten verdeutlichen nicht nur den individuellen Kampf gegen gesundheitliche Herausforderungen, sondern auch die Bedeutung von Gemeinschaftsunterstützung und persönlicher Entschlossenheit. Die Erfahrungen dieser Menschen können anderen als Leitfaden dienen und zeigen auf eindrucksvolle Weise, dass Veränderung möglich ist – unabhängig vom Ausgangspunkt oder den bisherigen Gewohnheiten.

### 13.3 Belohnungssysteme für Fortschritte

Belohnungssysteme spielen eine entscheidende Rolle bei der Motivation zur Veränderung, insbesondere wenn es darum geht, gesunde Gewohnheiten zu etablieren und aufrechtzuerhalten. Sie bieten nicht nur Anreize, sondern fördern auch das Gefühl von Erfolg und Zufriedenheit, was wiederum die Wahrscheinlichkeit erhöht, dass Individuen ihre Ziele erreichen. Ein gut durchdachtes Belohnungssystem kann dabei helfen, Fortschritte sichtbar zu machen und die Motivation langfristig aufrechtzuerhalten.

Ein effektives Belohnungssystem sollte individuell angepasst werden, um den persönlichen Vorlieben und Zielen gerecht zu werden. Beispielsweise könnte jemand, der Gewicht verlieren möchte, sich kleine Belohnungen setzen wie einen neuen Sportanzug oder einen Wellness-Tag nach Erreichen eines bestimmten Ziels. Diese Art von positiven Verstärkungen kann dazu beitragen, die Motivation hochzuhalten und Rückschläge besser zu bewältigen.

Darüber hinaus können soziale Belohnungen ebenfalls sehr wirkungsvoll sein. Die Anerkennung durch Freunde oder Familie kann ein starkes Motivationsinstrument sein. Gruppenaktivitäten oder Herausforderungen innerhalb einer Gemeinschaft fördern nicht nur den Wettbewerb, sondern auch den Zusammenhalt und die Unterstützung untereinander. Wenn beispielsweise Mitglieder einer Selbsthilfegruppe ihre Fortschritte teilen und gegenseitig loben, entsteht ein positives Umfeld, das Veränderungen begünstigt.

Technologische Hilfsmittel wie Apps zur Verfolgung von Fitness- oder Ernährungsfortschritten bieten ebenfalls innovative Möglichkeiten zur Implementierung von Belohnungssystemen. Viele dieser Anwendungen ermöglichen es Nutzern, Meilensteine festzulegen und dafür virtuelle Abzeichen oder Punkte zu erhalten. Solche digitalen Belohnungen können zusätzlich motivierend wirken und Nutzer dazu anregen, ihre Ziele konsequent zu verfolgen.

Zusammenfassend lässt sich sagen, dass ein gut strukturiertes Belohnungssystem nicht nur kurzfristige Anreize bietet, sondern auch langfristige Verhaltensänderungen unterstützen kann. Indem man persönliche Vorlieben berücksichtigt und soziale sowie technologische Elemente integriert, lässt sich eine nachhaltige Motivation zur Veränderung schaffen.

# 14
# Mythen über Bluthochdruck

## 14.1 Häufige Missverständnisse

Bluthochdruck, auch bekannt als Hypertonie, ist von vielen Mythen umgeben, die oft zu Missverständnissen führen. Diese Missverständnisse können nicht nur das Verständnis der Erkrankung beeinträchtigen, sondern auch die Bereitschaft zur Prävention und Behandlung negativ beeinflussen. Ein häufiges Missverständnis ist, dass Bluthochdruck nur ältere Menschen betrifft. Tatsächlich kann Hypertonie in jedem Alter auftreten und wird zunehmend bei jüngeren Erwachsenen diagnostiziert. Lebensstilfaktoren wie Übergewicht, Bewegungsmangel und ungesunde Ernährung spielen eine entscheidende Rolle bei der Entstehung dieser Erkrankung.

Ein weiteres verbreitetes Missverständnis ist die Annahme, dass Bluthochdruck keine Symptome verursacht und daher nicht ernst genommen werden muss. Viele Menschen sind sich nicht bewusst, dass Hypertonie oft als „stiller Killer" bezeichnet wird, da sie über Jahre hinweg ohne erkennbare Symptome fortschreiten kann. Regelmäßige Blutdruckmessungen sind daher unerlässlich, um frühzeitig Anzeichen einer Hypertonie zu erkennen.

Zusätzlich glauben viele Menschen fälschlicherweise, dass einmal festgestellter Bluthochdruck für immer bestehen bleibt und nicht behandelt werden kann. In Wirklichkeit können durch Änderungen des Lebensstils – wie gesunde Ernährung, regelmäßige Bewegung und Stressmanagement – signifikante Verbesserungen erzielt werden. Medikamente können ebenfalls helfen, den Blutdruck zu regulieren; jedoch sollte dies immer in Absprache mit einem Arzt erfolgen.

Die Aufklärung über diese Mythen ist entscheidend für ein besseres Verständnis von Bluthochdruck und dessen Management. Indem wir falsche Vorstellungen ausräumen und fundierte Informationen bereitstellen, können wir dazu beitragen, das Bewusstsein für diese ernsthafte Erkrankung zu schärfen und Betroffenen helfen, proaktive Schritte zur Verbesserung ihrer Gesundheit zu unternehmen.

- Ein weit verbreiteter Irrglaube ist die Vorstellung, dass salzarme Diäten allein ausreichen, um Bluthochdruck zu kontrollieren.
- Viele denken auch, dass Alkohol in Maßen keinen Einfluss auf den Blutdruck hat; tatsächlich kann übermäßiger Konsum den Blutdruck erheblich erhöhen.
- Schließlich gibt es die Annahme, dass alle blutdrucksenkenden Medikamente Nebenwirkungen haben müssen; während einige Patienten Nebenwirkungen erfahren können, gibt es viele Optionen mit minimalen oder gar keinen Nebenwirkungen.

## 14.2 Fakten vs Fiktion

Die Unterscheidung zwischen Fakten und Fiktionen im Zusammenhang mit Bluthochdruck ist von entscheidender Bedeutung, um Missverständnisse auszuräumen und eine informierte Öffentlichkeit zu schaffen. Viele Menschen sind sich der tatsächlichen Risiken und Behandlungsmöglichkeiten nicht bewusst, was zu einer unzureichenden Prävention und Therapie führen kann. Ein häufiges Missverständnis ist die Annahme, dass Bluthochdruck nur ein Problem für ältere Menschen darstellt. In Wirklichkeit zeigen Studien, dass immer mehr junge Erwachsene betroffen sind, oft aufgrund von Lebensstilfaktoren wie Übergewicht und Bewegungsmangel.

Ein weiterer weit verbreiteter Irrglaube ist die Vorstellung, dass Bluthochdruck keine Symptome verursacht. Diese Annahme kann gefährlich sein, da Hypertonie oft als „stiller Killer" bezeichnet wird; sie kann über Jahre hinweg ohne erkennbare Anzeichen fortschreiten. Regelmäßige Blutdruckmessungen sind daher unerlässlich, um frühzeitig auf mögliche Probleme reagieren zu können.

Zusätzlich glauben viele Menschen fälschlicherweise, dass einmal festgestellter Bluthochdruck nicht behandelbar ist. Tatsächlich können durch gezielte Änderungen des Lebensstils – wie gesunde Ernährung, regelmäßige Bewegung und Stressbewältigung – signifikante Verbesserungen erzielt werden. Medikamente spielen ebenfalls eine wichtige Rolle in der Behandlung von Hypertonie; jedoch sollte deren Einsatz stets unter ärztlicher Aufsicht erfolgen.

- Ein gängiger Mythos besagt, dass salzarme Diäten allein ausreichen, um den Blutdruck zu kontrollieren. Während eine Reduzierung des Salzkonsums wichtig ist, sollten auch andere Faktoren wie Gewichtskontrolle und körperliche Aktivität berücksichtigt werden.
- Viele Menschen glauben auch fälschlicherweise, dass moderater Alkoholkonsum keinen Einfluss auf den Blutdruck hat. Tatsächlich kann übermäßiger Konsum den Blutdruck erheblich erhöhen und sollte daher mit Vorsicht genossen werden.

Die Aufklärung über diese Mythen ist entscheidend für ein besseres Verständnis von Bluthochdruck und dessen Management. Indem wir falsche Vorstellungen ausräumen und fundierte Informationen bereitstellen, können wir dazu beitragen, das Bewusstsein für diese ernsthafte Erkrankung zu schärfen und Betroffenen helfen, proaktive Schritte zur Verbesserung ihrer Gesundheit zu unternehmen.

### 14.3 Aufklärung als Schlüssel

Die Aufklärung über Bluthochdruck ist von zentraler Bedeutung, um die Gesundheit der Bevölkerung zu fördern und das Bewusstsein für diese weit verbreitete Erkrankung zu schärfen. Eine informierte Gesellschaft kann nicht nur besser mit den Risiken umgehen, sondern auch präventive Maßnahmen ergreifen, um die Inzidenz von Hypertonie zu senken. Die Verbreitung von Wissen über Bluthochdruck hilft, Mythen abzubauen und fördert ein gesundheitsbewusstes Verhalten.

Ein entscheidender Aspekt der Aufklärung ist die Vermittlung von Informationen über die Ursachen und Risikofaktoren von Bluthochdruck. Viele Menschen sind sich nicht bewusst, dass Faktoren wie genetische Veranlagung, ungesunde Ernährung, Bewegungsmangel und Stress einen erheblichen Einfluss auf ihren Blutdruck haben können. Durch gezielte Informationskampagnen können Betroffene sensibilisiert werden, ihre Lebensgewohnheiten zu überprüfen und gegebenenfalls anzupassen.

Darüber hinaus spielt die regelmäßige Überwachung des Blutdrucks eine wesentliche Rolle in der Prävention. Viele Menschen messen ihren Blutdruck nicht regelmäßig oder ignorieren hohe Werte aus Unkenntnis über deren Bedeutung. Aufklärungsprogramme sollten daher auch praktische Anleitungen zur Selbstmessung des Blutdrucks beinhalten sowie Informationen darüber bereitstellen, wann ärztliche Hilfe in Anspruch genommen werden sollte.

Ein weiterer wichtiger Punkt ist die Entstigmatisierung der Erkrankung. Oftmals wird Bluthochdruck als „Alterserkrankung" wahrgenommen oder mit einem Mangel an Disziplin in Verbindung gebracht. Diese Sichtweise kann dazu führen, dass jüngere Menschen Symptome ignorieren oder sich nicht um ihre Gesundheit kümmern. Durch positive Beispiele und Geschichten von Betroffenen kann gezeigt werden, dass jeder – unabhängig vom Alter – betroffen sein kann und dass es nie zu spät ist, aktiv zu werden.

Zusammenfassend lässt sich sagen, dass Aufklärung ein unverzichtbares Werkzeug im Kampf gegen Bluthochdruck darstellt. Sie ermöglicht es den Menschen, informierte Entscheidungen über ihre Gesundheit zu treffen und proaktive Schritte zur Verbesserung ihres Wohlbefindens einzuleiten. Nur durch umfassende Bildung können wir eine gesündere Zukunft gestalten.

# 15
# Technologische Hilfsmittel zur Kontrolle des Blutdrucks

## 15.1 Apps zur Gesundheitsüberwachung

Die Nutzung von Apps zur Gesundheitsüberwachung hat in den letzten Jahren erheblich zugenommen, insbesondere im Bereich der Blutdruckkontrolle. Diese digitalen Werkzeuge bieten eine benutzerfreundliche Möglichkeit, den Blutdruck regelmäßig zu überwachen und wertvolle Daten zu sammeln, die sowohl für die Nutzer als auch für medizinische Fachkräfte von Bedeutung sind. Die Integration solcher Technologien in den Alltag kann entscheidend dazu beitragen, Bluthochdruck effektiv zu managen und das Risiko schwerwiegender gesundheitlicher Komplikationen zu verringern.

Eine der Hauptfunktionen dieser Apps ist die Möglichkeit, Blutdruckmessungen einfach und schnell aufzuzeichnen. Nutzer können ihre Werte direkt eingeben oder mit kompatiblen Blutdruckmessgeräten synchronisieren. Viele dieser Anwendungen bieten zudem Erinnerungsfunktionen an regelmäßige Messungen sowie an Arzttermine, was besonders hilfreich für Menschen ist, die Schwierigkeiten haben, ihre Gesundheitsroutine einzuhalten.

Zusammenfassend lässt sich sagen, dass Apps zur Gesundheitsüberwachung nicht nur praktische Hilfsmittel sind, sondern auch einen wichtigen Beitrag zur Prävention von Bluthochdruck leisten können. Durch die Förderung eines aktiven Engagements für die eigene Gesundheit ermutigen sie Nutzer dazu, informierte Entscheidungen zu treffen und Verantwortung für ihr Wohlbefinden zu übernehmen.

- **Datenanalyse:** Viele Apps analysieren die eingegebenen Daten und bieten visuelle Darstellungen wie Diagramme oder Trends über einen bestimmten Zeitraum hinweg. Dies ermöglicht es Nutzern, Veränderungen in ihrem Blutdruck besser zu verstehen und gegebenenfalls Anpassungen in ihrem Lebensstil vorzunehmen.
- **Integration von Lebensstilfaktoren:** Einige Anwendungen erlauben es den Nutzern auch, Informationen über Ernährung, Bewegung und Stresslevel einzugeben. Diese umfassende Sichtweise unterstützt eine ganzheitliche Betrachtung der Gesundheit und fördert ein besseres Verständnis dafür, wie verschiedene Faktoren den Blutdruck beeinflussen können.
- **Austausch mit Fachleuten:** Viele Apps bieten Funktionen zum Teilen von Daten mit Ärzten oder Angehörigen. Dies erleichtert die Kommunikation zwischen Patienten und medizinischen Fachkräften und ermöglicht eine gezielte Anpassung der Behandlung basierend auf aktuellen Werten.

## 15.2 Digitale Plattformen für Unterstützung

Digitale Plattformen zur Unterstützung der Blutdruckkontrolle spielen eine zunehmend zentrale Rolle in der Gesundheitsversorgung. Diese Plattformen bieten nicht nur die Möglichkeit, Blutdruckdaten zu erfassen und zu analysieren, sondern fördern auch die Interaktion zwischen Patienten und medizinischen Fachkräften. Durch die Integration von sozialen Netzwerken, Foren und Telemedizin-Diensten wird ein umfassendes Unterstützungsnetzwerk geschaffen, das den Nutzern hilft, ihre Gesundheit aktiv zu managen.

Ein wesentlicher Vorteil digitaler Plattformen ist die Möglichkeit des Austauschs von Erfahrungen und Informationen unter Nutzern. In speziellen Online-Communities können Menschen mit ähnlichen gesundheitlichen Herausforderungen miteinander kommunizieren, Tipps austauschen und sich gegenseitig motivieren. Solche sozialen Interaktionen können das Gefühl der Isolation verringern und den Nutzern helfen, sich stärker mit ihrer Gesundheitsreise zu identifizieren.

Darüber hinaus bieten viele dieser Plattformen personalisierte Inhalte an, die auf den individuellen Gesundheitsdaten basieren. Nutzer erhalten maßgeschneiderte Empfehlungen für Lebensstiländerungen oder Übungen zur Verbesserung ihrer Herzgesundheit. Diese personalisierte Ansprache kann dazu beitragen, dass Nutzer eher bereit sind, Veränderungen in ihrem Alltag vorzunehmen.

Die Integration von Telemedizin in digitale Plattformen ermöglicht es Patienten zudem, unkompliziert mit Ärzten oder Fachleuten zu kommunizieren. Dies ist besonders wichtig für Menschen mit Bluthochdruck, da regelmäßige ärztliche Konsultationen entscheidend sind. Über Videoanrufe oder Chats können Ärzte schnell auf Veränderungen im Gesundheitszustand reagieren und gegebenenfalls Anpassungen in der Medikation vornehmen.

Zusammenfassend lässt sich sagen, dass digitale Plattformen nicht nur als Werkzeuge zur Überwachung des Blutdrucks fungieren, sondern auch als wertvolle Ressourcen für soziale Unterstützung und medizinische Beratung dienen. Sie fördern ein proaktives Engagement der Nutzer für ihre Gesundheit und tragen dazu bei, Bluthochdruck effektiver zu managen.

### 15.3 Wearable Technologien

Wearable Technologien haben sich als bedeutende Hilfsmittel zur Überwachung und Kontrolle des Blutdrucks etabliert. Diese tragbaren Geräte, die oft in Form von Smartwatches oder Fitness-Trackern auftreten, ermöglichen es Nutzern, ihre Vitalzeichen in Echtzeit zu überwachen und wertvolle Daten über ihren Gesundheitszustand zu sammeln. Die Integration solcher Technologien in den Alltag kann nicht nur das Bewusstsein für die eigene Gesundheit schärfen, sondern auch präventive Maßnahmen unterstützen.

Ein zentrales Merkmal von Wearables ist die kontinuierliche Datenerfassung. Viele dieser Geräte sind mit Sensoren ausgestattet, die den Blutdruck regelmäßig messen und die Ergebnisse direkt an eine begleitende App auf dem Smartphone übertragen. Dies ermöglicht eine sofortige Analyse der Daten und gibt den Nutzern Einblicke in Trends und Muster ihres Blutdrucks über einen längeren Zeitraum hinweg. Solche Informationen sind entscheidend für das frühzeitige Erkennen von gesundheitlichen Problemen.

Darüber hinaus fördern Wearables ein aktives Gesundheitsmanagement durch personalisierte Feedback-Mechanismen. Nutzer erhalten nicht nur Informationen über ihren aktuellen Blutdruck, sondern auch Empfehlungen zur Verbesserung ihrer Lebensgewohnheiten, wie etwa Anpassungen in der Ernährung oder im Bewegungsverhalten. Diese maßgeschneiderte Ansprache kann dazu beitragen, dass Nutzer motivierter sind, gesunde Entscheidungen zu treffen.

Ein weiterer Vorteil von Wearable Technologien ist die Möglichkeit der Vernetzung mit medizinischen Fachkräften. Viele Geräte bieten Funktionen zur einfachen Übertragung von Gesundheitsdaten an Ärzte oder Therapeuten. Dies erleichtert regelmäßige Konsultationen und ermöglicht eine zeitnahe Anpassung der Behandlung bei Bedarf. Insbesondere für Menschen mit chronischen Erkrankungen wie Bluthochdruck ist dies ein großer Fortschritt in der Patientenversorgung.

Zusammenfassend lässt sich sagen, dass Wearable Technologien nicht nur als praktische Werkzeuge zur Blutdrucküberwachung fungieren, sondern auch als Katalysatoren für ein proaktives Gesundheitsmanagement dienen können. Durch ihre Fähigkeit zur kontinuierlichen Datenerfassung und -analyse tragen sie dazu bei, das Bewusstsein für persönliche Gesundheitsziele zu schärfen und letztlich die Lebensqualität der Nutzer zu verbessern.

# 16
# Ernährungstrends im Fokus

## 16.1 Superfoods gegen Bluthochdruck

Bluthochdruck, auch bekannt als Hypertonie, ist ein ernstzunehmendes Gesundheitsproblem, das durch verschiedene Faktoren beeinflusst wird, darunter Ernährung und Lebensstil. In diesem Kontext gewinnen Superfoods zunehmend an Bedeutung, da sie nicht nur nährstoffreich sind, sondern auch spezifische Eigenschaften besitzen, die zur Senkung des Blutdrucks beitragen können.

Ein herausragendes Beispiel für ein solches Superfood ist **Grüner Tee**. Dieser enthält Antioxidantien wie Catechine, die nachweislich die Blutgefäße entspannen und somit den Blutdruck senken können. Studien haben gezeigt, dass der regelmäßige Konsum von grünem Tee mit einer signifikanten Reduktion des systolischen und diastolischen Blutdrucks verbunden ist.

Ein weiteres bemerkenswertes Superfood ist **Blaubeeren**. Diese kleinen Beeren sind reich an Flavonoiden, insbesondere Anthocyanen, die entzündungshemmende Eigenschaften besitzen. Forschungsergebnisse deuten darauf hin, dass der Verzehr von Blaubeeren das Risiko für Bluthochdruck verringern kann. Eine tägliche Portion kann nicht nur den Blutdruck regulieren, sondern auch das Herz-Kreislauf-System stärken.

**Rote Beete** hat sich ebenfalls als äußerst vorteilhaft erwiesen. Sie enthält hohe Mengen an Nitraten, die im Körper in Stickstoffmonoxid umgewandelt werden. Dieses Molekül hilft dabei, die Blutgefäße zu erweitern und den Blutfluss zu verbessern. Studien zeigen eine direkte Verbindung zwischen dem Konsum von Rote-Beete-Saft und einer Senkung des Blutdrucks bei Menschen mit Hypertonie.

Die Integration dieser Superfoods in die tägliche Ernährung kann nicht nur dazu beitragen, Bluthochdruck zu senken, sondern auch das allgemeine Wohlbefinden zu fördern. Es ist jedoch wichtig zu betonen, dass eine ausgewogene Ernährung in Kombination mit einem gesunden Lebensstil entscheidend bleibt für die Kontrolle des Blutdrucks.

- **Walnüsse:** Diese Nüsse sind reich an Omega-3-Fettsäuren und Antioxidantien und tragen zur Verbesserung der Herzgesundheit bei.
- **Linsen:** Sie sind eine hervorragende Quelle für Ballaststoffe und Mineralstoffe wie Magnesium und Kalium, die beide wichtig für einen gesunden Blutdruck sind.
- **Kurkuma:** Der Wirkstoff Curcumin hat entzündungshemmende Eigenschaften und kann helfen, den Blutdruck zu regulieren.

## 16.2 Intermittierendes Fasten

Intermittierendes Fasten hat in den letzten Jahren an Popularität gewonnen und wird oft als effektive Methode zur Gewichtsreduktion und Verbesserung der allgemeinen Gesundheit angepriesen. Diese Ernährungsweise basiert auf dem Prinzip, Essenszeiten zu begrenzen und Phasen des Fastens einzuführen, was nicht nur die Kalorienaufnahme reguliert, sondern auch verschiedene physiologische Prozesse im Körper anregt.

Ein zentraler Aspekt des intermittierenden Fastens ist die Flexibilität in der Umsetzung. Es gibt verschiedene Methoden, wie das 16/8-Modell, bei dem innerhalb von 8 Stunden gegessen und für 16 Stunden gefastet wird. Eine andere beliebte Variante ist das 5:2-Modell, bei dem an zwei Tagen der Woche die Kalorienzufuhr stark reduziert wird. Diese Ansätze ermöglichen es den Menschen, ihre Ernährung individuell anzupassen und gleichzeitig gesundheitliche Vorteile zu erzielen.

Die Forschung zeigt vielversprechende Ergebnisse hinsichtlich der positiven Auswirkungen des intermittierenden Fastens auf den Stoffwechsel. Studien haben gezeigt, dass diese Praxis die Insulinsensitivität verbessern kann, was besonders für Menschen mit Typ-2-Diabetes von Bedeutung ist. Darüber hinaus kann intermittierendes Fasten Entzündungen im Körper reduzieren und sogar die Zellreparaturprozesse fördern, indem es Mechanismen wie die Autophagie aktiviert.

Ein weiterer Vorteil des intermittierenden Fastens ist seine potenzielle Wirkung auf die geistige Gesundheit. Einige Untersuchungen deuten darauf hin, dass das Fasten neuroprotektive Effekte haben könnte und somit das Risiko neurodegenerativer Erkrankungen verringern kann. Die Konzentration auf Essenszeiten kann zudem helfen, ein bewussteres Verhältnis zum Essen zu entwickeln und emotionale Essgewohnheiten zu reduzieren.

Trotz dieser Vorteile ist es wichtig zu betonen, dass intermittierendes Fasten nicht für jeden geeignet ist. Personen mit bestimmten Gesundheitszuständen oder Essstörungen sollten vor Beginn einer solchen Diät Rücksprache mit einem Arzt halten. Insgesamt bietet intermittierendes Fasten jedoch eine interessante Möglichkeit zur Förderung eines gesunden Lebensstils und zur Unterstützung von Gewichtsmanagement-Zielen.

## 16.3 Vegetarische/Vegane Ernährung

Die vegetarische und vegane Ernährung hat in den letzten Jahren nicht nur an Popularität gewonnen, sondern auch an gesellschaftlicher Relevanz. Immer mehr Menschen entscheiden sich für pflanzenbasierte Ernährungsweisen, die nicht nur gesundheitliche Vorteile versprechen, sondern auch ethische und ökologische Überlegungen in den Vordergrund stellen. Diese Ernährungsformen tragen zur Reduzierung des ökologischen Fußabdrucks bei und fördern ein nachhaltigeres Leben.

Ein zentraler Aspekt der vegetarischen und veganen Ernährung ist die Vielfalt der verfügbaren Lebensmittel. Während Vegetarier tierische Produkte wie Milch und Eier konsumieren, verzichten Veganer vollständig auf alle tierischen Erzeugnisse. Dies eröffnet eine breite Palette an pflanzlichen Alternativen, von Hülsenfrüchten über Nüsse bis hin zu einer Vielzahl von Obst- und Gemüsesorten. Die Entwicklung innovativer Produkte wie pflanzlicher Fleischalternativen oder milchfreier Käsevarianten hat es einfacher gemacht, diese Ernährungsweise in den Alltag zu integrieren.

Gesundheitlich gesehen zeigen zahlreiche Studien, dass eine gut geplante vegetarische oder vegane Ernährung viele Vorteile mit sich bringen kann. Sie ist oft reich an Ballaststoffen, Vitaminen und Antioxidantien, was das Risiko chronischer Erkrankungen wie Herz-Kreislauf-Erkrankungen oder Diabetes senken kann. Zudem wird eine solche Ernährung häufig mit einem niedrigeren Body-Mass-Index (BMI) assoziiert. Dennoch ist es wichtig, auf eine ausgewogene Nährstoffzufuhr zu achten; insbesondere Vitamin B12, Eisen und Omega-3-Fettsäuren sollten gezielt ergänzt werden.

Ein weiterer bedeutender Aspekt ist die ethische Dimension dieser Ernährungsweisen. Viele Menschen entscheiden sich aus Tierschutzgründen für eine vegetarische oder vegane Lebensweise. Die Massentierhaltung wird zunehmend kritisch betrachtet, was zu einem Umdenken in der Gesellschaft führt. Darüber hinaus spielt der Klimawandel eine entscheidende Rolle: Der Verzehr von weniger tierischen Produkten kann signifikant zur Verringerung von Treibhausgasemissionen beitragen.

Zusammenfassend lässt sich sagen, dass die vegetarische und vegane Ernährung nicht nur einen positiven Einfluss auf die Gesundheit haben kann, sondern auch einen wichtigen Beitrag zum Umweltschutz leistet. Mit dem wachsenden Bewusstsein für Nachhaltigkeit wird erwartet, dass diese Trends weiterhin zunehmen werden.

# 17
# Fallstudien aus der Praxis

## 17.1 Erfolgreiche Interventionen

Die erfolgreiche Intervention bei Bluthochdruck erfordert einen ganzheitlichen Ansatz, der sowohl medizinische als auch lifestylebezogene Strategien umfasst. In diesem Abschnitt werden verschiedene bewährte Methoden und Programme vorgestellt, die nachweislich zur Senkung des Blutdrucks beitragen und somit das Risiko schwerwiegender gesundheitlicher Komplikationen verringern.

Ein zentraler Aspekt erfolgreicher Interventionen ist die **Ernährungsumstellung**. Die DASH-Diät (Dietary Approaches to Stop Hypertension) hat sich als besonders effektiv erwiesen. Diese Diät fördert den Verzehr von Obst, Gemüse, Vollkornprodukten und fettarmen Milchprodukten, während sie den Konsum von gesättigten Fetten und Zucker reduziert. Studien zeigen, dass Teilnehmer dieser Diät signifikante Verbesserungen ihres Blutdrucks innerhalb weniger Wochen erfahren können.

Zusätzlich zur Ernährung spielt **Körperliche Aktivität** eine entscheidende Rolle. Regelmäßige Bewegung kann nicht nur den Blutdruck senken, sondern auch das allgemeine Wohlbefinden steigern. Empfohlen werden mindestens 150 Minuten moderate aerobe Aktivität pro Woche, wie z.B. schnelles Gehen oder Radfahren. Ein Beispiel für ein erfolgreiches Programm ist das „Walk with Ease"-Programm, das Menschen motiviert, regelmäßig zu gehen und dabei ihre Fitness zu verbessern.

**Stressbewältigungstechniken**, wie Meditation oder Yoga, haben ebenfalls positive Auswirkungen auf den Blutdruck. Diese Techniken helfen nicht nur dabei, Stress abzubauen, sondern fördern auch eine bessere mentale Gesundheit. Eine Fallstudie zeigt beispielsweise, dass Teilnehmer eines achtwöchigen Achtsamkeitsprogramms signifikante Rückgänge ihres systolischen und diastolischen Blutdrucks berichteten.

Schließlich ist die **Medikamentöse Therapie** oft notwendig für Patienten mit schwerem Bluthochdruck oder solchen, die auf Lebensstiländerungen nicht ausreichend ansprechen. Die enge Zusammenarbeit zwischen Arzt und Patient ist hierbei entscheidend; regelmäßige Kontrollen und Anpassungen der Medikation können dazu beitragen, optimale Ergebnisse zu erzielen.

Insgesamt zeigt sich: Durch die Kombination aus gesunder Ernährung, regelmäßiger Bewegung sowie Stressbewältigung können viele Menschen ihren Blutdruck erfolgreich kontrollieren und so ihre Lebensqualität erheblich verbessern.

## 17.2 Herausforderungen im Management

Das Management steht in der heutigen dynamischen Geschäftswelt vor einer Vielzahl von Herausforderungen, die sowohl interne als auch externe Faktoren betreffen. Diese Herausforderungen sind entscheidend für den Erfolg eines Unternehmens und erfordern innovative Ansätze sowie eine flexible Denkweise.

Eine der größten Herausforderungen ist die **Führung von multikulturellen Teams**. In globalisierten Märkten arbeiten Unternehmen zunehmend mit Mitarbeitern aus verschiedenen kulturellen Hintergründen zusammen. Dies bringt nicht nur unterschiedliche Perspektiven und Ideen mit sich, sondern auch potenzielle Missverständnisse und Konflikte. Effektive Kommunikation und interkulturelle Sensibilität sind daher unerlässlich, um ein harmonisches Arbeitsumfeld zu schaffen.

Ein weiteres zentrales Thema ist das **Change Management**. Die Fähigkeit eines Unternehmens, sich an Veränderungen anzupassen – sei es durch technologische Innovationen oder Marktveränderungen – ist entscheidend für seine Wettbewerbsfähigkeit. Viele Organisationen scheitern daran, Veränderungen erfolgreich umzusetzen, da sie oft auf Widerstand innerhalb der Belegschaft stoßen. Ein transparenter Kommunikationsprozess und die Einbindung der Mitarbeiter in den Veränderungsprozess können helfen, diese Hürden zu überwinden.

Zudem spielt die **Datenanalyse** eine immer wichtigere Rolle im Management. Die Fülle an verfügbaren Daten kann überwältigend sein, doch richtig genutzt, bietet sie wertvolle Einblicke in Kundenverhalten und Markttrends. Manager müssen jedoch lernen, diese Daten effektiv zu interpretieren und strategische Entscheidungen darauf basierend zu treffen. Hierbei ist es wichtig, geeignete Tools und Technologien einzuführen sowie Schulungen anzubieten.

Schließlich stellt die **Mitarbeiterbindung** eine weitere Herausforderung dar. In Zeiten des Fachkräftemangels müssen Unternehmen Strategien entwickeln, um talentierte Mitarbeiter langfristig zu halten. Flexible Arbeitsmodelle, Weiterbildungsmöglichkeiten und ein positives Betriebsklima sind Schlüsselfaktoren zur Steigerung der Mitarbeiterzufriedenheit und -loyalität.

Insgesamt erfordert das Management heute ein hohes Maß an Anpassungsfähigkeit und Innovationsgeist. Nur durch proaktive Ansätze können Unternehmen den vielfältigen Herausforderungen begegnen und ihre Position im Markt stärken.

## 17.3 Lektionen aus realen Erfahrungen

Die Analyse von realen Erfahrungen in der Unternehmensführung bietet wertvolle Einblicke, die über theoretische Konzepte hinausgehen. Diese Lektionen sind entscheidend für das Verständnis, wie Unternehmen erfolgreich navigieren können, insbesondere in einem sich ständig verändernden Geschäftsumfeld.

Eine der zentralen Lektionen ist die Bedeutung von **Agilität**. Unternehmen, die schnell auf Veränderungen reagieren können, haben oft einen Wettbewerbsvorteil. Ein Beispiel hierfür ist ein führendes Technologieunternehmen, das seine Produktentwicklung durch agile Methoden revolutioniert hat. Durch iterative Prozesse und regelmäßiges Feedback konnte es nicht nur schneller auf Marktbedürfnisse reagieren, sondern auch innovative Produkte entwickeln, die den Kundenwünschen besser entsprechen.

Ein weiterer wichtiger Aspekt ist die **Kundenorientierung**. Unternehmen müssen verstehen, dass ihre Kunden nicht nur Käufer sind, sondern Partner im Innovationsprozess. Ein Beispiel dafür ist ein Einzelhändler, der durch Umfragen und direkte Kundeninteraktionen wertvolle Informationen sammelte und diese zur Verbesserung seines Angebots nutzte. Dies führte zu einer signifikanten Steigerung der Kundenzufriedenheit und -bindung.

Zudem zeigt sich immer wieder die Relevanz von **transparenter Kommunikation**. In Krisensituationen ist es entscheidend, dass Führungskräfte offen mit ihren Mitarbeitern kommunizieren. Ein Fallstudienbeispiel eines Unternehmens während einer finanziellen Krise verdeutlicht dies: Durch regelmäßige Updates und offene Foren konnten Ängste abgebaut und das Vertrauen in die Unternehmensführung gestärkt werden.

Schließlich spielt auch die **Mitarbeiterentwicklung** eine zentrale Rolle. Investitionen in Schulungen und Weiterbildungen zahlen sich langfristig aus. Ein Unternehmen aus der Automobilbranche implementierte ein umfassendes Weiterbildungsprogramm für seine Mitarbeiter und stellte fest, dass dies nicht nur die Produktivität steigerte, sondern auch zu einer höheren Mitarbeiterzufriedenheit führte.

Zusammenfassend lässt sich sagen, dass Unternehmen durch das Lernen aus realen Erfahrungen nicht nur ihre internen Prozesse optimieren können, sondern auch ihre Marktposition stärken. Die Kombination aus Agilität, Kundenorientierung, transparenter Kommunikation und Mitarbeiterentwicklung bildet eine solide Grundlage für nachhaltigen Erfolg.

# 18
# Fazit und Ausblick

## 18.1 Zusammenfassung der wichtigsten Punkte

Bluthochdruck, auch bekannt als Hypertonie, ist ein ernstzunehmendes Gesundheitsproblem, das nicht nur die Lebensqualität beeinträchtigen kann, sondern auch zu schwerwiegenden Erkrankungen führt. Die vorliegende Zusammenfassung hebt die zentralen Aspekte hervor, die für das Verständnis und Management dieser Erkrankung entscheidend sind.

Ein wesentlicher Punkt ist die Prävalenz von Bluthochdruck weltweit. Laut der Weltgesundheitsorganisation sind über 1,13 Milliarden Menschen betroffen, was die Dringlichkeit unterstreicht, effektive Präventions- und Behandlungsstrategien zu entwickeln. Die Ursachen von Bluthochdruck sind vielfältig und reichen von genetischen Faktoren bis hin zu Lebensstilentscheidungen wie ungesunder Ernährung und Bewegungsmangel.

Die Rolle des Lebensstils ist besonders wichtig. Eine ausgewogene Ernährung, reich an Obst, Gemüse und Vollkornprodukten sowie arm an gesättigten Fetten und Zucker, kann signifikant zur Senkung des Blutdrucks beitragen. Die DASH-Diät hat sich hierbei als besonders effektiv erwiesen. Regelmäßige körperliche Aktivität ist ebenfalls entscheidend; bereits moderate Bewegung kann positive Effekte auf den Blutdruck haben.

Stressbewältigungstechniken spielen eine weitere zentrale Rolle im Management von Bluthochdruck. Methoden wie Meditation, Yoga oder Atemübungen können helfen, Stress abzubauen und somit den Blutdruck zu regulieren. Diese ganzheitlichen Ansätze fördern nicht nur die physische Gesundheit, sondern auch das psychische Wohlbefinden.

Das Buch bietet praktische Tipps zur Umsetzung dieser Strategien im Alltag und ermutigt die Leser dazu, aktiv Verantwortung für ihre Gesundheit zu übernehmen. Es wird betont, dass jeder Einzelne in der Lage ist, durch bewusste Entscheidungen einen positiven Einfluss auf seinen Blutdruck auszuüben.

Zusammenfassend lässt sich sagen, dass ein proaktiver Ansatz zur Kontrolle des Blutdrucks nicht nur möglich ist, sondern auch notwendig für ein gesundes Leben. Die Kombination aus Wissen über Risikofaktoren und praktischen Handlungsempfehlungen bildet eine solide Grundlage für alle Betroffenen.

## 18.2 Zukünftige Entwicklungen in der Forschung

Die zukünftigen Entwicklungen in der Forschung zu Bluthochdruck sind von entscheidender Bedeutung, um die Prävalenz dieser Erkrankung zu reduzieren und innovative Behandlungsansätze zu entwickeln. Angesichts der alarmierenden Statistiken über die weltweite Verbreitung von Hypertonie ist es unerlässlich, dass Wissenschaftler und Mediziner neue Wege finden, um sowohl die Ursachen als auch die Auswirkungen dieser Erkrankung besser zu verstehen.

Ein vielversprechender Bereich ist die genetische Forschung. Durch Fortschritte in der Genomforschung können spezifische genetische Marker identifiziert werden, die das Risiko für Bluthochdruck erhöhen. Diese Erkenntnisse könnten nicht nur zur Entwicklung personalisierter Behandlungsstrategien führen, sondern auch präventive Maßnahmen ermöglichen, indem Risikopatienten frühzeitig identifiziert werden.

Darüber hinaus wird erwartet, dass digitale Gesundheitslösungen eine zunehmend zentrale Rolle spielen werden. Wearable Technologien und mobile Apps bieten Patienten die Möglichkeit, ihre Vitalzeichen in Echtzeit zu überwachen und Daten direkt mit ihren Ärzten zu teilen. Solche Technologien fördern nicht nur das Bewusstsein für den eigenen Gesundheitszustand, sondern ermöglichen auch eine proaktive Intervention durch medizinisches Fachpersonal.

Ein weiterer wichtiger Aspekt ist die Erforschung des Zusammenhangs zwischen psychischer Gesundheit und Bluthochdruck. Stressbewältigungstechniken wie Achtsamkeitstraining oder kognitive Verhaltenstherapie könnten als integrative Bestandteile eines umfassenden Behandlungsplans betrachtet werden. Zukünftige Studien sollten sich darauf konzentrieren, wie diese Ansätze effektiv kombiniert werden können, um den Blutdruck nachhaltig zu senken.

Schließlich könnte auch die Ernährung weiterhin ein zentrales Forschungsfeld darstellen. Die Untersuchung neuer diätetischer Ansätze sowie deren langfristige Auswirkungen auf den Blutdruck wird entscheidend sein. Insbesondere pflanzenbasierte Diäten und deren Einfluss auf Entzündungsmarker im Körper könnten neue Perspektiven eröffnen.

Zusammenfassend lässt sich sagen, dass zukünftige Entwicklungen in der Forschung zu Bluthochdruck vielfältig sind und zahlreiche Möglichkeiten bieten, um das Management dieser weit verbreiteten Erkrankung zu verbessern. Ein interdisziplinärer Ansatz wird notwendig sein, um alle relevanten Faktoren angemessen zu berücksichtigen und effektive Lösungen zu entwickeln.

## 18.3 Ermutigung zur aktiven Gesundheitsübernahme

Die aktive Gesundheitsübernahme ist ein entscheidender Faktor für die Prävention und das Management von Erkrankungen wie Bluthochdruck. In einer Zeit, in der chronische Krankheiten weltweit zunehmen, ist es unerlässlich, dass Individuen Verantwortung für ihre eigene Gesundheit übernehmen. Dies bedeutet nicht nur, regelmäßig ärztliche Untersuchungen in Anspruch zu nehmen, sondern auch aktiv an der Gestaltung des eigenen Lebensstils mitzuwirken.

Ein zentraler Aspekt der aktiven Gesundheitsübernahme ist die Förderung von Selbstbewusstsein und Wissen über den eigenen Gesundheitszustand. Patienten sollten ermutigt werden, sich über ihre Erkrankung zu informieren und die Zusammenhänge zwischen Lebensstilfaktoren und ihrer Gesundheit zu verstehen. Bildungsprogramme können hierbei eine wichtige Rolle spielen, indem sie Informationen über Ernährung, Bewegung und Stressmanagement bereitstellen.

Darüber hinaus sind digitale Technologien ein wertvolles Werkzeug zur Unterstützung der aktiven Gesundheitsübernahme. Mobile Apps und tragbare Geräte ermöglichen es den Nutzern, ihre Vitalzeichen zu überwachen und persönliche Fortschritte zu dokumentieren. Diese Technologien fördern nicht nur das Bewusstsein für den eigenen Körper, sondern motivieren auch zur Einhaltung gesunder Gewohnheiten durch Gamification-Elemente oder soziale Netzwerke.

Ein weiterer wichtiger Punkt ist die Schaffung eines unterstützenden Umfelds. Familie, Freunde und Gemeinschaften können einen erheblichen Einfluss auf die Motivation zur aktiven Gesundheitsübernahme haben. Gruppenaktivitäten wie gemeinsames Sporttreiben oder Kochkurse fördern nicht nur die Gesundheit, sondern stärken auch soziale Bindungen und schaffen ein Gefühl der Zugehörigkeit.

Schließlich sollte auch die Rolle von Fachleuten im Gesundheitswesen hervorgehoben werden. Ärzte und Therapeuten sollten als Partner agieren, die Patienten bei ihrer Reise zur aktiven Gesundheitsübernahme unterstützen. Durch regelmäßige Gespräche über Fortschritte und Herausforderungen können sie individuelle Strategien entwickeln, um Patienten zu ermutigen und ihnen das Gefühl von Kontrolle über ihre Gesundheit zu vermitteln.

Zusammenfassend lässt sich sagen, dass die Ermutigung zur aktiven Gesundheitsübernahme eine multidimensionale Strategie erfordert. Bildung, Technologie, soziale Unterstützung sowie professionelle Begleitung sind essentielle Elemente auf dem Weg zu einem gesünderen Leben.

**Referenzen:**


- World Health Organization (WHO) – Leitlinien zur Prävention von Herz-Kreislauf-Erkrankungen
- Deutsche Gesellschaft für Kardiologie – Empfehlungen zur Behandlung von Bluthochdruck
- Deutsche Hochdruckliga e.V. – Informationen zu Bluthochdruck und Behandlungsmöglichkeiten.
- Bundeszentrale für gesundheitliche Aufklärung (BZgA) – Tipps zur Blutdruckkontrolle
- National Institute for Health and Care Excellence (NICE). (2022). Hypertension: diagnosis and management.
- Weltgesundheitsorganisation (WHO). (2021). Leitlinien zur Behandlung von Bluthochdruck.
- Kardio-Loge, M. (2019). Lebensstiländerungen zur Blutdrucksenkung.
- Müller, T. (2023). Stress und Herzgesundheit: Ein Überblick.
- American Heart Association - Leitlinien zur Stressbewältigung und Herzgesundheit.
- Schweizerische Gesellschaft für Kardiologie. (2019). Behandlungsleitlinien für Hypertonie.
- National Kidney Foundation - Auswirkungen von Bluthochdruck auf die Nieren.
- Meyer, J. (2020). Stressbewältigung und Gesundheit. Gesundheitspsychologie, 15(2), 45-58.
- Klein, R. (2021). Kognitive Verhaltenstherapie bei Bluthochdruck. Deutsche Zeitschrift für Psychologie, 29(1), 67-75.
- Deci, E. L., & Ryan, R. M. (2000). The "what" and "why" of goal pursuits: Human needs and the self-determination of behavior.
- Tuso, P. J., et al. (2013). A Plant-Based Diet for Heart Disease Prevention. The Permanente Journal.

„Bluthochdruck im Griff: Praktische Tipps für ein gesundes Leben" ist ein umfassender Leitfaden, der sich mit dem weit verbreiteten Gesundheitsproblem des Bluthochdrucks (Hypertonie) auseinandersetzt. Angesichts der alarmierenden Zahl von 1,13 Milliarden Betroffenen weltweit bietet das Buch wertvolle Informationen und Strategien zur effektiven Bewältigung dieser Erkrankung.

Das Buch gliedert sich in mehrere Kapitel, die verschiedene Aspekte des Bluthochdrucks beleuchten. Zunächst werden die medizinischen Grundlagen erläutert, einschließlich Ursachen, Symptome und Risikofaktoren. Ein besonderer Fokus liegt auf den Lebensstilfaktoren wie Ernährung, Bewegung und Stressbewältigung, die entscheidend zur Entwicklung von Bluthochdruck beitragen können. Praktische Tipps helfen den Lesern dabei, diese Faktoren in ihren Alltag zu integrieren.

Ein zentrales Thema ist die Ernährung; hier werden Diäten wie die DASH-Diät vorgestellt, die nachweislich den Blutdruck senken können. Die Leser erfahren mehr über kalium-, magnesium- und ballaststoffreiche Lebensmittel sowie über Nahrungsmittel, die vermieden werden sollten. Zudem werden Bewegungsprogramme und Entspannungstechniken präsentiert, um Stress abzubauen und die körperliche Fitness zu fördern.

Abschließend ermutigt das Buch die Leser dazu, aktiv an ihrer Gesundheit zu arbeiten und Verantwortung für ihr Wohlbefinden zu übernehmen. Es wird betont, dass eine Kontrolle des Blutdrucks nicht nur möglich ist, sondern auch notwendig für ein gesundes und erfülltes Leben.

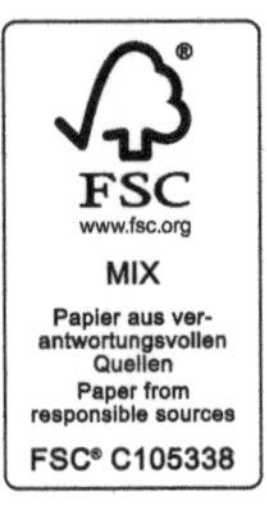



Verlag: BoD · Books on Demand GmbH, Überseering 33,
22297 Hamburg, bod@bod.de
Druck: Libri Plureos GmbH, Friedensallee 273,
22763 Hamburg
ISBN: 978-3-7693-7581-7

**Elisabeth M. Koch**

# STRESS
# SCHOCK
# TRAUMA

**...verstehen, (an)erkennen und achtsam überwinden!**

Ein Arbeitsbuch für die ersten Schritte zu mehr Wohlbefinden, Selbstbewusstsein und Intuition

# STRESS
# SCHOCK
# TRAUMA...

## ... verstehen, (an)erkennen und achtsam überwinden!

Schön, dass du dir Zeit nimmst, dich mit diesem Thema zu beschäftigen.

Ich gebe zu: Stress, Schock und Trauma – das ist kein leichtes Thema, aber du wirst sehen (und ich denke, du ahnst es schon): es ist grundlegend.

Gerade deshalb habe ich versucht, alles so leicht verständlich wie möglich darzustellen.
Ich hoffe, du bekommst Lust, dich auf den Weg zu machen...

In diesem Buch nehme ich dich mit auf eine Reise ins Innere deines Körpers und in unsere gemeinsame Vergangenheit.

Ein Streifzug zu neuen, ungeahnten Möglichkeiten!

Wie jede Reise wird sie dich ein wenig verwandeln.

Ich wünsche dir Freude an den neuen Erfahrungen!

## Einführung

Wundere dich bitte nicht, wenn du auf das, was du liest, reagierst:
Das Nervensystem hört und liest **immer** mit!
Alles, was du hörst oder liest, siehst oder anderweitig erlebst, wirkt sich in deinem Körper aus.

**Sofort.**

Das ist so, weil wir nicht nur aus Körper, Geist und Seele **bestehen**, sondern weil wir eine Leib-Geist-Seele-**Einheit sind**.

Jeder dieser Anteile ist also untrennbar mit den anderen verbunden.
Sie reagieren wechselseitig aufeinander.
Und auf die Umgebung.

**In jedem Augenblick.**

**Übung:**

Um diese Einheit ganz bewusst zu erleben...
... stell dir bitte einmal vor (und lass dir dabei Zeit)...

wie du auf einem Wochenmarkt (vielleicht an deinem Lieblings-Urlaubs-Ort?)
gemütlich zwischen den Ständen mit frischem Obst und Gemüse schlenderst.
Du suchst eine Zitrone für ein erfrischendes Getränk.

An einem der Stände siehst du einen großen Turm erntefrischer Zitronen.
Von den vielen reifen Früchten fällt dir sofort eine besonders schöne auf.
Was macht diese Zitrone so schön?
Ihre Farbe? Ihre Größe?

Du kaufst „deine" Zitrone und nimmst sie in die Hand.

Dann betrachte diese schöne Zitrone von allen Seiten.
....
Spüre ihre Oberfläche in deinen Händen.
...

Wenn du dich an ihr sattgesehen hast,
... schneide sie in Gedanken in zwei Hälften.
...
Betrachte die Zitronenhälften genau,
...
die Trennwände, das Glitzern des sauren Saftes...
...
drücke die Zitrone erst leicht, damit noch ein wenig mehr Flüssigkeit austritt
...
und dann drücke kräftig, so dass der Saft richtig herausläuft.
...
Siehst du es tropfen?

Vielleicht möchtest du kurz deine Augen schließen und ein wenig bei dem Bild verweilen?

Welche Auswirkungen hat diese Vorstellung auf dich?

Bei vielen Menschen läuft dabei „das Wasser im Mund zusammen“:
Die Gesichts- und Kiefermuskeln ziehen sich zusammen,
der Speichel fängt an zu fließen...

Merkst du, wie unsere Sinne mit Allem im Körper zusammenarbeiten?

Und das nur, weil du etwas liest – und dir etwas vorstellst!

Das Lesen wirkt sich auf deine Gedanken, deine Vorstellung und Erinnerung aus,
auf deine Gesichtsmuskulatur, die Speicheldrüsen usw.

So funktioniert dein Körper mit seinem Gedächtnis und all seinen Sinnen.

Deshalb kann es sein, dass du während des Lesens einmal schmunzeln musst
oder den Atem anhältst.
Und sei keinesfalls beunruhigt, wenn dein Herz klopft oder der Brustkorb eng wird etc.

Wenn du dergleichen bemerkst, weißt du, dass dein Körpergedächtnis arbeitet!

Wenn dir die Empfindungen unangenehm sind,
**mach bitte eine Pause**, leg das Büchlein zur Seite.
Nimm einen tiefen Atemzug oder geh` an die frische Luft.

Oder mach eine der Übungen, die zwischendurch beschrieben sind.

Erst, wenn du wieder richtig Lust darauf hast, weiterzulesen, lies weiter.

## Unser Nervensystem – unsere Steuerung

Was sind nun eigentlich „die Nerven"?

Häufig hören wir, wenn wir Beschwerden haben, die sich nicht „rational" erklären lassen oder wenn bei Röntgenuntersuchungen, Spiegelungen keine Organveränderungen (Ablagerungen, Geschwüre, Geschwülste etc.) gefunden werden, diese Beschwerden seien „nur nervös" – z. B. nervöser Darm, Blase, Magen usw.
Als Patienten sind wir dann „nicht organisch krank".

Nun setzen Menschen die Diagnose „nur nervös" oder „nicht organisch krank" aber oft gleich mit: „Das bilde ich mir nur ein". Oder mit: „Wenn ich nur wirklich wollte, ginge es mir besser… " oder, oder…

Was „hat" eigentlich ein Mensch, wenn er „nicht organisch krank" ist?

Das Problem ist doch: Dieser Mensch fühlt sich krank.
Er hat solches Herzklopfen - und das oft zu den unpassendsten Zeiten.
Oder Ängste, regelrechte Attacken…
Oder Magenschmerzen, oder Schlafstörungen … oder…

Deshalb ist er ja zum Arzt gegangen.

Mit den Erklärungen „nicht organisch krank" oder „nur nervös" fühlen sich Menschen mit ihren Beschwerden häufig allein gelassen oder verunsichert.

Da Probleme da sind, die nicht auf Organveränderungen zurückzuführen sind, müssen wir anerkennen, dass es etwas anderes geben muss, das die Beschwerden verursacht.

Es lohnt sich, wenn wir in solch einer Situation einmal das Organ betrachten, das alle unsere anderen Organe steuert:

**Unser Nervensystem.**

## Unser Nervensystem – das verzweigte Organ

Unser Nervensystem ist ein echtes Körperorgan.

Auf dem Bild sind die großen Strukturen ganz klar zu erkennen:

- Zentrales Nervensystem (Gehirn, Rückenmark)
- Peripheres Nervensystem (alle anderen „Nerven“)

Zum Vergleich:
Der Nervus ischiadicus (Nervenbahn im Oberschenkel) ist an der dicksten Stelle z. B. so dick wie der Daumen „seines“ Menschen.

Wir sehen auf dem Bild die Nervenstränge des Rückenmarks und das Gehirn sowie die größten peripheren Nervenbahnen.

Dann hat jeder Mensch auch noch Sinnesorgane, wie Augen, Ohren, Zunge, Nase und Haut.

Was auf diesem Bild nicht mehr zu erkennen ist, weil man es in diesem Vergleich nicht darstellen kann:

Nervenstränge sind Bündel aus unzähligen einzelnen Nervenzellen (Neuronen) mit ihren „Ausläufern“ (Axone).

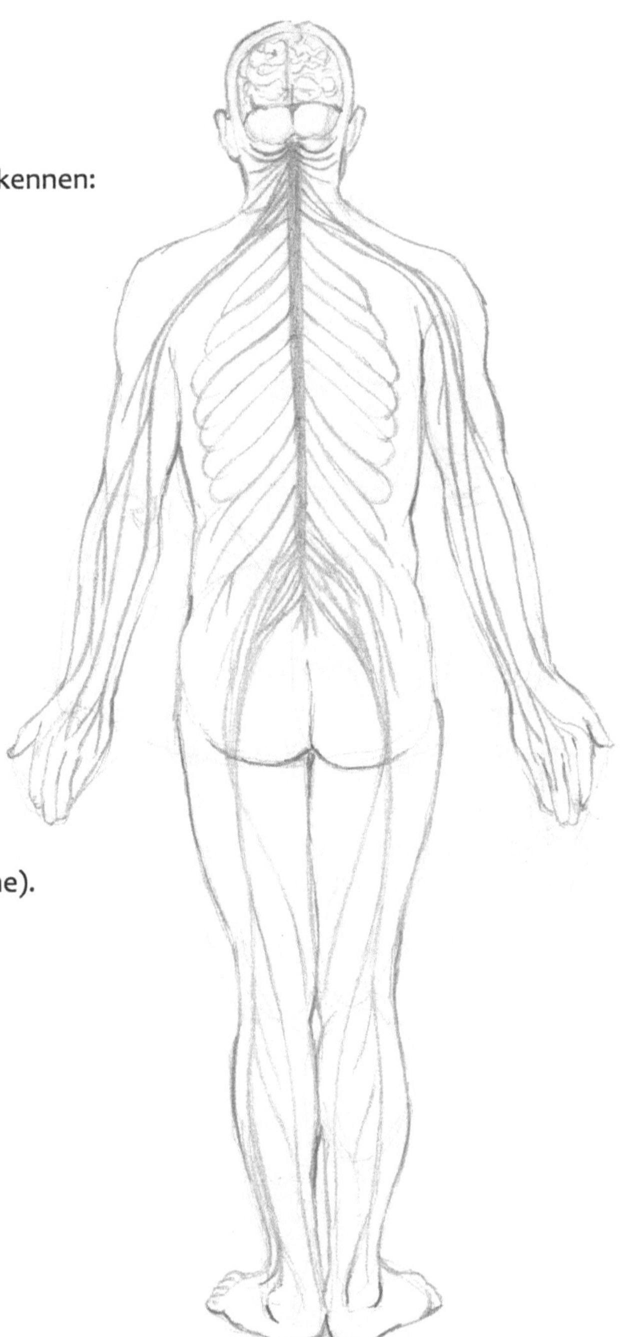

## Die Nervenzelle

Diese Nervenstränge teilen und verzweigen sich dann - immer weiter.
So weit, bis letztendlich **jede einzelne** Körperzelle an dieses große Steuerungssystem angeschlossen ist.

Hast du gewusst, dass wir in uns ca. 100 Milliarden Nervenzellen haben?
Manche Axone können eine Länge von einem Meter erreichen!
Würden wir alle Nervenzellen eines Menschen aneinanderreihen, hätten sie eine Länge von etwa 380 000 Kilometern – also die Strecke von der Erde zum Mond (einfach).
An jeder einzelnen dieser Neuronen kommen bis zu 10 000 Verbindungen anderer Nervenzellen an!
100 Milliarden mal 10 000 Verbindungen... wir brauchen gar nicht zu rechnen – es sind richtig, richtig viele Verknüpfungen.

Unser Nervensystem ist ein dichtes Geflecht in unserem Körper. Von den Haarwurzeln über die Nasen-, Finger- bis zu den Zehenspitzen.

Die Übergänge der Nervenzellen zu anderen Zellen nennen sich „Synapsen“. An diesen schier unendlich vielen Synapsen passiert übrigens „Lernen“:
Die Verbindungen ändern sich – je nachdem ob wir sie nutzen oder nicht.
Bei Benutzung verstärken sie sich und bei Nicht-Benutzung bauen sie sich wieder ab (wie ein Muskel, der nicht genutzt wird).

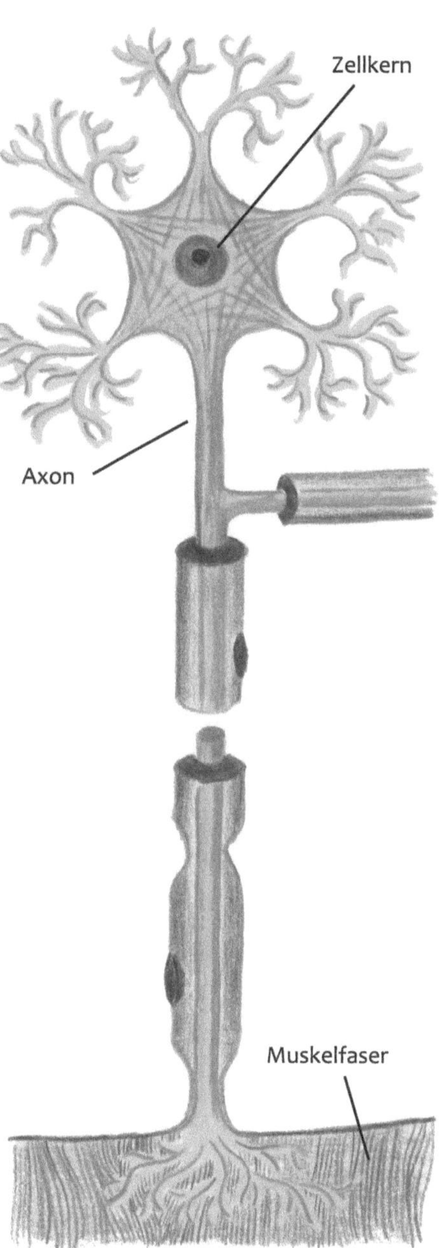

**Unser Nervensystem – ein Tausendsassa**

Unser Nervensystem kann

- Reize aufnehmen ➤ Sinnesorgane, Sinneszellen, manche Nervenzellen
- „Erregung“ = Spannung bilden ➤ Nervenzellen
- diese Erregung weiterleiten ➤ Nervenzellen: -Leitbahnen, -Endigungen, Synapsen
- und verarbeiten ➤ Zellen im zentralen Nervensystem, Gehirn
- Reize beantworten ➤ Leitbahnen, Synapsen zu den End-Organen (Muskeln, Drüsen usw.)

Unser Nervensystem regelt so bewusste und unbewusste Bewegungen, Emotionen aber auch alle Vitalfunktionen unseres Körpers wie Atmung, Verdauung, Stoffwechsel, Wasserhaushalt, Hormonausschüttung, Herzschlag!

Es durchzieht **alle** Strukturen unseres Körpers.
Es ist unser Steuer- und Regelungsorgan.

Da geht **nichts** von alleine. Oder besser gesagt, damit all das in unserem Körper **gefühlt** wie von alleine geht, braucht es unser Nervensystem.

Wenn irgendetwas nicht „normal“ abläuft, sollten wir also **immer** auch an unser Steuerorgan denken.

Dieses – im Körper verteilte - Steuerorgan hat natürlich seine eigenen Gesetzmäßigkeiten. Gesetzmäßigkeiten, denen die Wissenschaften des Nervensystems (Neurowissenschaften) in den letzten Jahren nach und nach auf die Spur kommen.

## Unser Nervensystem – wie hat es sich entwickelt?

Dazu fange ich von vorne an:

Vor Jahrmilliarden war unsere Erde ein unbewohnter Planet.

Nach einer gewissen Zeit haben sich dann Zellen entwickelt:
Einzellige Lebewesen - anfangs ohne, später mit Zellkern.

Jede Zelle ist ein Universum für sich.

Diese Zellen haben sich zusammengeschlossen, sie haben sich auf bestimmte Aufgaben spezialisiert und Arbeitsteilung betrieben.
Die Zellen haben kooperiert.

Über die Jahrmillionen entwickelten sich immer kompliziertere Organismen.
Ebenso hat sich in dieser Zeit natürlich auch eine Steuerung dieser Zellen, Zellverbände und Lebewesen herausgebildet.

Aufgabe der Steuerung waren u. a. der Schutz und das Überleben des Organismus bei drohender Gefahr.

## Unser Nervensystem – ein genialer Schutzmechanismus

Der einfachste und urälteste Mechanismus (weit über 500 Mio. Jahre alt) als Reaktion auf Gefahr war ein Herunterfahren oder **„Abschalten“**.

Bringt man einen Einzeller in Gefahr (= Stress), so zieht er sich zusammen.
Die Angriffsfläche wird so verkleinert und Energie gespart - bei gleichzeitiger Aufrechterhaltung des Stoffwechsels.
Die Zelle geht sozusagen in den Sparmodus.
Ziel dieses Abschaltens ist das Überleben einer Gefahr: Die in der Zelle vorhandenen Strukturen können so trotz Lebensbedrohung weiter funktionieren.

Wenn die Gefahr vorüber ist, kehrt die Funktionsfähigkeit zurück, die Zelle dehnt sich wieder aus und nimmt ihre natürliche Bewegung wieder auf: wie ein Lebenspuls.

Mit der Zeit entwickelte sich dieses Schutz-System weiter und wurde immer komplexer, entsprechend dem Organismus, den es zu steuern hatte.

So bewegt sich alles Leben in diesem Puls zwischen zwei Polen:
Ausdehnen und Sich-zusammenziehen, Expansion und Kontraktion.

## Flucht und Kampf

Im Laufe der Evolution entstand dann das Reptiliengehirn.

Dieses Reptiliengehirn **mobilisiert** seit über 300 Millionen Jahren bei Gefahr Energie:
Die reflexartigen Reaktionen **Flüchten** oder **Kämpfen.**

Die meisten von uns kennen den Begriff „Flucht- oder Kampfreflex", zwei seit Jahrmillionen bewährte Strategien um das Überleben zu sichern.
Dieses System von „Flucht oder Kampf" ist entwicklungsgeschichtlich ein jüngeres Abwehrsystem als das „Abschalten".

Wenn diese Strategien des Flüchtens oder Kämpfens nicht greifen, weil beides behindert wird, geht der Körper wieder über auf die ältere Überlebensfunktion: Das Abschalten.
Bei einem komplexen Körper zeigt sich das als Starre oder Immobilitätsreaktion.

Erst viel später in der Geschichte entwickelten sich nach den Reptilien auch Vögel und Säugetiere mit ihren komplexeren Gehirnen.

Vögel und Säugetiere betreiben im Gegensatz zu Reptilien Brutpflege.
Sie pflegen ihre Jungen und sorgen für sie - bis hin zum Säugen bzw. „Stillen".
Sie können sich stimmlich und evtl. auch mimisch Gefahr oder sogar Emotionen mitteilen.

Viele von uns kennen aufgeregt klingende Warnrufe von Vögeln, wenn sich Katzen in der Nähe befinden z. B. - oder das aufgeregte (oder wütende?) Bellen von Hunden, wenn das Revier (= sicherer Bereich, der für das Überleben notwendig ist) verletzt wird.
Vielleicht fallen dir noch andere Beispiele ein?

## Unser Gehirn – ein dreieiniges Organ

Dazu zeige ich dir eine schematische Darstellung unseres Gehirns.

**Paul McLeans Modell vom dreieinigen Gehirn ***

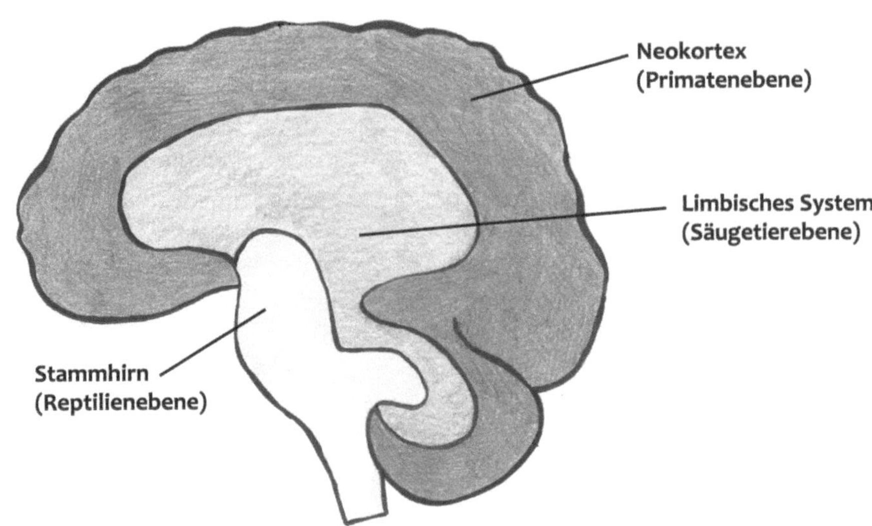


Auf diesem Bild ist unsere Steuerzentrale, das Gehirn abgebildet.
An dieser Abbildung kann man auch die Evolutionsgeschichte sehr gut sehen.

Der älteste Anteil unseres Gehirns ist das Stammhirn – das in ähnlicher Weise auch in den Köpfen von Krokodilen vorhanden ist (oder bei Dinosauriern vorhanden war) und deshalb auch heute noch Reptiliengehirn genannt wird.

Mit dem Stammhirn entwickelten sich die oben erklärten Überlebens-Mechanismen, die sehr erfolgreich waren.

Erst danach entstand das limbische System und sehr viel später unser menschliches Großhirn.

Aber seit Anbeginn des Lebens entwickelten die Lebewesen erfolgreiche Strategien, sich bei Gefahr abzusichern und am Leben zu bleiben.

* Quelle: „Sprache ohne Worte", Peter Levine, Kösel-Verlag 2011

## Zwischendurch: „Übung“ Recken Strecken

Wann hast du dich eigentlich das letzte Mal ...

... gereckt...
... gestreckt...

oder wann hast du zum letzten Mal

... herzhaft gegähnt...

... gebrummt...
... geseufzt...
... gesummt... ?

Ist es schon länger her als **15 Minuten**?

Dann ist es höchste Zeit, sich dafür Zeit zu nehmen!

Denke an eine Katze.
Was macht sie, wenn es ihr gut geht?
Jaaa, genau – sie streeeckt siiich!
Und: Sie gääähnt!

Du weißt bestimmt, dass Gähnen ansteckend ist.
Das ist ganz klar, denn jeder Körper wartet darauf.

Gähnen hilft dem Körper, Spannung loszuwerden, zu **ent-spannen:**

Gesichts- und Kaumuskeln dehnen sich, die Kiefergelenke werden gelockert,
Speichel- und Tränenabsonderung kommt in Fluss.

Kennst du das: Gähnen, bis die Augen tränen?

Das ist eine der einfachsten Gesundheitsübungen!
Sie kostet keinen Cent, nur ein Drandenken...

## Unser Nervensystem – wie ist es aufgebaut?

Um unser Nervensystem besser zu verstehen, hilft es dir vielleicht, es ein wenig zu strukturieren. Natürlich ist unsere Steuerung in Wirklichkeit sehr viel komplexer. Aber um es begreifbar zu machen, erlaube ich mir, es zu vereinfachen.

Wie du gesehen hast, kann das Nervensystem in zwei Anteile gegliedert werden:
Zentrales Nervensystem (ZNS) und peripheres Nervensystem (PNS).

Eine andere Einteilung bezieht sich darauf, welche Bereiche des Nervensystems vom Verstand bewusst (willentlich) beeinflusst werden können – oder eben nicht: Diese beiden Hauptkomponenten nennen wir „willkürliches Nervensystem“ und „unwillkürliches Nervensystem“.
Der vom Willen nicht unmittelbar beeinflussbare Anteil (unwillkürliches NS) wird auch autonomes bzw. vegetatives Nervensystem (kurz „Vegetativum“) genannt.
Auch dieses unwillkürliche Nervensystem besteht wiederum aus 2 großen Partnern die sich perfekt ergänzen: Sympathikus und Parasympathikus (auch „Vagus“ genannt).

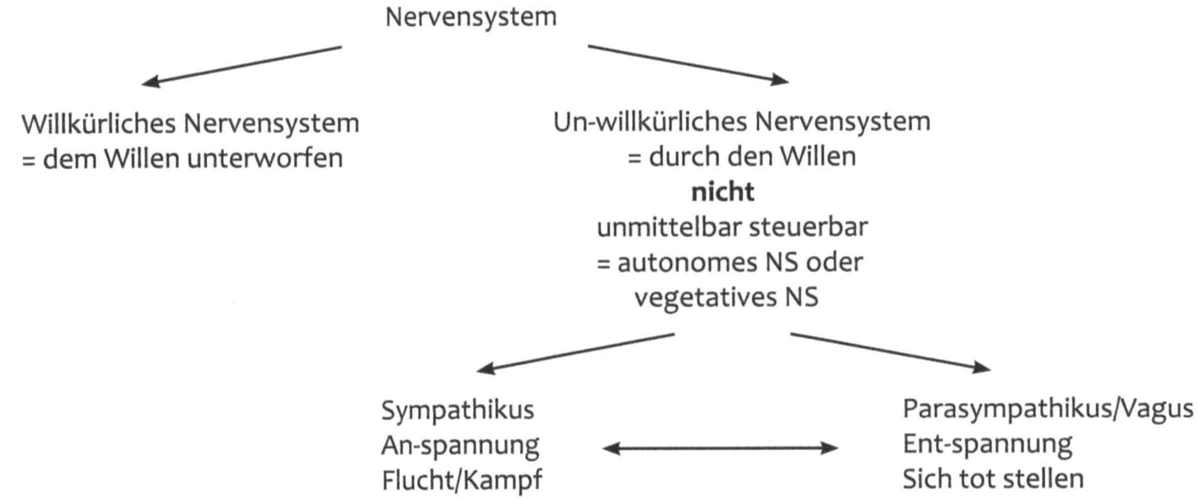


Das autonome/vegetative/unwillkürliche Nervensystem arbeitet aufs Engste mit unserem Hormonsystem zusammen. Diese Funktionseinheit wird auch als „Autonomes System“ bezeichnet.

## Der Stress mit dem Stress

„Stress“, ein Wort, das wir heute häufig gebrauchen, geht auf uralte Verhaltensmuster zurück, die mit der Situation von Bedrohung gekoppelt sind.

Die Bedrohungen gestalten sich heutzutage natürlich anders als vor Jahrmillionen!
Heute ist es nicht mehr der Säbelzahntiger, sondern vielleicht ein hupendes Auto oder vieles andere, das uns in Stress versetzt.

Dennoch reagiert unser Körper heute noch bei Bedrohung nach diesen uralten Verhaltensmustern.
Diese Muster waren über Millionen von Jahren sehr erfolgreich und haben ihren Kern in unseren ältesten Hirnbereichen. Deshalb laufen sie reflexartig ab und sind un-willkürlich, d. h. mit dem Verstand nicht direkt steuerbar!

Es sind: Flucht oder Kampf, die du bereits als Überlebensstrategien kennen gelernt hast.

Für diesen Flucht- oder Kampf“reflex“ stellt der Körper große, ja **riesige Mengen an Energie** zur Verfügung, denn **sie sollen erfolgreich sein**!
Diese Reaktionen sollen dem Wesen ja helfen, zu überleben!

Wenn die Mechanismen Flucht oder Kampf nicht zu Ende geführt werden (können), übernehmen noch ältere Bereiche unserer Steuerung die Führung.
Der Körper geht dann über in das dritte Überlebensmuster:
Sich tot stellen („Abschalten“, Sparmodus) bzw. Immobilität.

## Ein Anschauungsbeispiel

Wenn möglich, schau dir das Youtube-Video „**freeze response when a possum is playing dead**“ an:

Zwei Kojoten untersuchen schnüffelnd den Uferbereich eines Flusses. Einer der beiden spürt etwas scheinbar Interessantes auf: Dort in der Böschung ist eine Höhle versteckt! Er verweilt ruhelos vor dem Loch. Der Geruch! Plötzlich kommt unerwartet Bewegung in seinen gespannten Körper! Er holt etwas aus der Höhle heraus. Und schüttelt es sehr heftig!

Der Kojote dreht sich um – er hat ein Opossum in seinem Maul! Nun legt er es auf den trockenen Steinen am Rand des Bachbettes ab und beschnuppert es.
Es ist „mausetot“. Totgeschüttelt?
Der Kojote schnüffelt und verliert offenbar die Lust an dem toten Tier. Er wendet sich ab.

Nun sehen wir das bewegungslose Tierchen in der Nahaufnahme. Das Gesicht ist starr: Der Mund steht offen – ebenso die Augen. Eine Fliege krabbelt auf den reglosen, steifen Lefzen.

Doch wer genau hinsieht, kann Atemzüge erkennen: Der Brustkorb hebt und senkt sich, vor der Nase bildet sich eine Blase aus Sekret. Das Opossum lebt! Es sieht nur tot aus – völlig starr.
Starr vor Schreck?

Die beiden Kojoten beschnüffeln noch ein wenig die Umgebung und ziehen dann weiter.
Sie springen über die Böschung und hüpfen leichtfüßig in Richtung Wald davon.

Und was passiert? In dem erstarrten Opossum regt sich Leben!
Das gespannte Gesicht lockert sich, das Opossum schließt sein Maul und dreht den Kopf.
Die Atmung ist ganz tief und bewegt das gesamte Tier. Langsam, ganz langsam dreht es den Kopf von einer Seite zur anderen, als ob es sich orientiert - und dann tappt es von dannen.

In diesem Video sehen wir, wie der uralte unbewusste Mechanismus des Abschaltens, oder „Sich tot stellen“ offensichtlich **Leben rettet**!
Im Amerikanischen Sprachgebrauch heißt „sich tot stellen“ übrigens „playing possum“.
Der Totstell-Modus ist als dritter Überlebensmodus auch eine segensreiche Einrichtung der Natur.
Segensreich ist sie deshalb, weil in diesem dritten Überlebens-Muster **Schmerzen ausgeschaltet**, bzw. **stark eingeschränkt** werden.

## Ein weiteres Beispiel für die Schockstarre:

**Youtube-Video "110 km/h cheetah attack gazelle" (nur die erste Minute)**

Geparden in der Savanne.
In ihrem geschmeidigen Gang durchstreifen sie das Gelände, gähnen, ducken sich lauernd – und verfolgen dann eine Antilope!
Ihrem geschmeidigen Lauf sehen wir an, wie unheimlich viel Energie in ihren Körpern stecken muss.
Wie der Rumpf sich scheinbar ruhig hält, obwohl die Beine den Körper auf eine Geschwindigkeit um die 100 km/h beschleunigen.
Der Schwanz fungiert wie ein Ausgleichs-Steuer in dieser rasenden Jagd...
... und zur gleichen Zeit beobachtet ein Artgenosse in vollkommener Gelassenheit das Schauspiel.

In einer nächsten Szene sieht man einen dieser eleganten Jäger in vollem Lauf:
Er rast auf eine Gruppe ruhender Gazellen zu.
Sie schrecken hoch und suchen das Weite.

Auch an ihren Bewegungen fasziniert die geschmeidige Eleganz.

Nun kommt plötzlich der blitzschnelle Gepard hinter den flüchtenden Antilopen ins Blickfeld.
Sofort wird klar: Hier geht es um Leben und Tod!

In unglaublich wendigen Ausweichmanövern versucht die verfolgte Antilope zu entkommen!

Im aufgewirbelten Staub ist es für uns schwierig, die Verfolgungsjagd nachzuvollziehen.
Aber bald bekommen wir einen freien Blick auf eine Szene, wie sie sich auf der ganzen Erde jeden Tag vielfach ähnlich abspielt:

Der Angreifer erreicht sein Opfer.

Doch **noch ehe** der Verfolger die Antilope **richtig** berührt hat, fällt sie - fast wie betäubt - zu Boden!
Sie überschlägt sich mehrmals und purzelt dem Gepard sozusagen direkt in die Fänge!

Erst, als der Gepard die fallende Antilope erreicht, setzt er vermutlich zum Biss in den Hals an, der das Fluchttier tötet.

## Flucht, Kampf und Totstellreflex – segensreiche Einrichtungen der Natur

Vielleicht bist du betroffen angesichts dieser im Grunde unglaublich weisen Einrichtung der Natur.

Flucht-, Kampf- und Totstell-Reflex als Abwehr-Mechanismen sind geniale unbewusste Fähigkeiten unseres Körpers: **Sie retten Leben**.
Und wenn das nicht möglich ist, **bewahren** sie das verletzte Tier **vor Schmerz**.

Du kennst es vielleicht aus deinem Leben: Im Schock spüren wir keine oder wenig Schmerzen.

Und wie wir erfahren haben, kommen die Zellen nach einer gewissen Zeit wieder in die natürliche Beweglichkeit und Ausdehnung zurück.

Dabei wird die immense, für Flucht und Kampf zur Verfügung gestellte (und im Totstellmodus im Körper gespeicherte) Energie verbraucht.

Ein Hase wird z. B. nach erfolgreicher Flucht so lange noch weiter laufen, springen und Haken schlagen, bis die überschüssige Energie gänzlich verbraucht ist.
Erst dann kommt die Entspannung (und Ruhe) von selbst.

So wird dieser angestoßene lebensrettende Abwehr-Mechanismus zu Ende geführt.
Danach sind auch Schlaf oder Nahrungsaufnahme wieder ungestört möglich.

Alle Wesen, die keinen Verstand einsetzen, leben ganz selbstverständlich mit diesen unbewussten Mechanismen.
Sie lassen sie ablaufen – bis zum Ende.
**Überschüssige Energie wird verbraucht.**

Sie wird verarbeitet. Im wahrsten Sinn des Wortes.

Häufig sind es auch gar keine so großen Bewegungen, die der Körper machen muss, um die Energie zu verbrauchen.
Eine Idee für diese Bewegungen bekommst du bei den einfachen und gerade deshalb so wirkungsvollen „Übungen“ in diesem Buch!

Und auch das folgende Anschauungsbeispiel macht Energie-Entladung deutlich.

## Ein Youtube-Video zum Thema Energie-Entladung:

**„Der zitternde Eisbär" (Youtube: "Trauma bear" oder „Polar bear tremoring")**

Dieser Film beginnt mit einer Helikopter-Luftaufnahme aus der Arktis:
Ein Eisbär steigt aus einem Loch und läuft weg.
In der nächsten Szene wird klar, dass der Instinkt des Eisbären Recht behält:
Im Hubschrauber bereitet sich ein Mann vor, den Eisbären mit einem Gewehr zu betäuben.
Wir können die Verfolgung beobachten: Der Eisbär, der in der Natur keine natürlichen Feinde hat, versucht vor dem lärmenden Hubschrauber zu fliehen.
Immer wieder sieht er sich um.
Sieht er sich um, um sich zu orientieren: Woher kommt dieser Lärm, woher kommt die Gefahr?
Wahrscheinlich, denn entsprechend passt er die Richtung seiner Flucht an.

Aber der Helikopter ist schneller.
Der Mann im Bauch des lauten Vogels rüstet sich zum Abschuss.

In der nächsten Szene sehen wir den betäubten Eisbären am Boden liegen.
Männer untersuchen seine mächtigen Pranken und sein furchteinflößendes Gebiss.

In der darauf folgenden Sequenz liegt der Eisbär auf dem Rücken.
Er hat sein Maul geöffnet, macht tiefe Atemzüge und zuckt scheinbar unkontrolliert am ganzen Körper.

Dann geht der Film in eine Zeitlupenaufnahme über:
Hier sehen wir das Schütteln des Bären noch einmal: Es sieht beinahe so aus, als ob er Laufbewegungen machen würde – und dazwischen sein Maul aufreißt.

Danach beruhigen sich die Bewegungen zu einem feineren Zittern am ganzen Körper.
Schließlich macht der Eisbär tiefe Atemzüge und öffnet die Augen.
Offenbar erwacht er aus der Narkose.

Viele Biologen, Veterinäre und Tierpfleger wissen, dass Schüttel- und Zitterbewegungen (wie beim Aufwachen des Eisbären) der Entladung der überschüssigen Fluchtenergie dienen.
Der Bär konnte seine für die Flucht mobilisierte Energie nicht verbrauchen, weil die Flucht durch die Betäubung unterbrochen wurde.
So hilft sich die Natur selbst und bringt angefangene Abläufe zum Abschluss.

## Zwischendurch: „Übung“ Pferdeschnauben, Grimassen schneiden

Hast du es schon einmal probiert?

Bestimmt. Aber wahrscheinlich ist es schon längere Zeit her:

Schnauben wie ein Pferd:

Lass deinen Unterkiefer etwas hängen, die Lippen locker und blase die Luft aus.
Je lockerer du die Lippen lassen kannst umso besser gelingt das Schnauben.

Pferde machen es gerne, wenn sie in einer Situation sind, die ihnen behagt:
Sie strecken den Hals und schütteln den Kopf dazu (abblasen oder abschnauben nennen das die Reiter).

Oft begleitet das Abblasen noch ein Hochrecken der Oberlippe.

Kannst du das auch?
Deine Oberlippe nach vorne-oben ziehen wie ein Pferd?

Wann hast du das letzte Mal...
... geprustet...
... Grimassen geschnitten?
(Lustig ist es mit anderen gemeinsam – oder alleine: Vor dem Spiegel...
... als Kinder wussten wir das noch!)

Probieren geht über studieren!

Oder: Wie oft streckst du dir selbst die Zunge heraus?

Vielleicht magst du dir auch mit den Händen über die Wangen und die Stirne streichen oder über deinen Kopf, durch deine Haare fahren?
Gaaanz laaangsam?

Wenn du dir Zeit nimmst, können diese Bewegungen in ein Massieren übergehen.
Dein Körper – mit seinem Steuerorgan Nervensystem - kann sich entspannen!

**An-Spannung ? = Kraft, Lebensenergie!**

Ähnlich wie der Körper eines Eisbären funktionieren alle Körper höherer Lebewesen
– auch der Körper eines Menschen:
Die Kraft, die der Körper für seine Flucht oder einen Kampf mobilisiert, muss verbraucht werden.
Sie muss sich ent-laden.

Beim Menschen gestaltet sich der komplette Ablauf der Reaktionsmechanismen bis hin zur Entladung allerdings schwieriger als beim Tier, das sich instinktiv verhält.
Häufig behindern wir Menschen **unbewusst und unbeabsichtigt** das Abarbeiten dieser überschüssigen Flucht- und Kampfenergie.

So bleibt diese Kraft im Körper - im Nervensystem - bestehen.
Der Körper verhält sich dann so, als würde die Bedrohung weiter existieren!

Er steht unter Spannung, und das häufig monate- oder sogar jahrelang.

## Erregungskurven: Sympathikus oder Parasympathikus/Vagus?

Unsere Erregung wird vom vegetativen Nervensystem gesteuert:

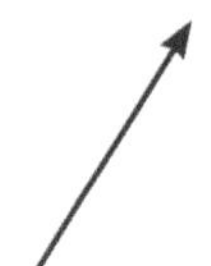

Der Sympathikus „fährt“ Energie, Spannung, Erregung „hoch“:
Der Sympathikus aktiviert, er sorgt für die nötige „An-spannung“.

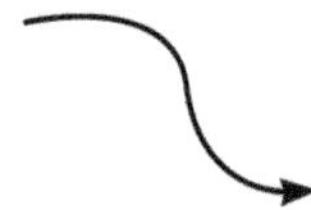

Der Parasympathikus/Vagus „fährt“ Energie, Spannung, Erregung „herunter“:
Das führt zu Ent-spannung“.

Diese beiden Anteile ergänzen sich: Je nach Situation und Tages- oder Nachtzeit ist vermehrt der Sympathikus (tagsüber) oder der Parasympathikus (nachts) aktiv. Und auch dann gibt es Situationen, die stärker den anspannenden oder den entspannenden Teil ansprechen.

Man spricht auch von „sympathikotoner“ oder „parasympathikotoner/vagotoner Reaktion“ – also von einem eher angespannten oder eher entspannten Zustand, der auch ständig wechselt.

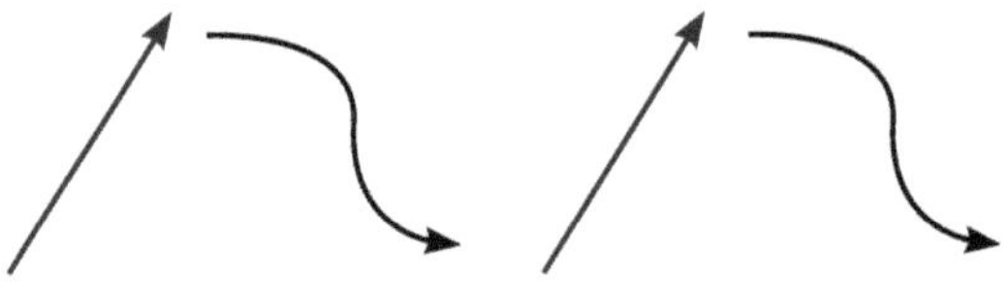

Hier können wir die Verbindung herstellen mit dem Lebenspuls: Anspannen – Entspannen, Kontraktion – Expansion.

Und weiter: Tag und Nacht, Auf und Ab...

**Die Erregungshöhe ist variabel**

Je nach Grad der subjektiven Bedrohung bzw. Anspannung kann auch die Höhe der Aktivierung variieren.

Auf einer Erregungs-Skala von 0 – 10 entspricht 0 einem völlig entspannten Zustand und 10 einem Zustand höchster Erregung.

Der „grüne" Bereich deckt sich mit der Aktivierung von etwa 0 bis 7: Die Erregung ist gering bis höher, kann vom Nervensystem des Betroffenen aber spontan und gut ausgeglichen werden:
Es ist – wie man so schön sagt - alles im grünen Bereich!

Im „roten" Bereich zwischen 8 und 10 herrscht Hochspannung! Der Ausgleich ist in dieser Situation schwer bzw. gar nicht möglich.

Wenn er sich im roten Bereich befindet, braucht der Körper viel Zeit und eine entsprechend wohltuende Umgebung, um sich gut regenerieren zu können. Je länger die überlastende Situation ohne Regenerationsphase andauert, umso schwerer fällt es dem Körper, wieder in den grünen Bereich zu gelangen.

Steht diese Regenerationszeit und –Situation nicht zur Verfügung, bleibt die einmal aktivierte Erregung bestehen.

Wenn dieser aktivierte Zustand lange andauert, ist der Zusammenhang mit dem auslösenden Faktor für den Verstand sehr oft nicht mehr nachvollziehbar.

## Stress – Schock – Trauma

Ähnliches wie bei lang anhaltenden überlastenden Situationen passiert natürlich bei der Erregung durch ein **plötzliches (unerwartetes) überwältigendes Ereignis (= Schock)**

- ein Autounfall (auch kleinere Blechschäden) oder ein Sturz,
- eine Todesnachricht,
- eine Trennungsankündigung,
- die Mitteilung einer schweren Diagnose etc.

Vielleicht hast du eine dieser Situationen schon an dir selbst oder bei anderen miterlebt?

Hier geht die Aktivierung in Sekundenbruchteilen in Bereiche jenseits von „7".

Dabei ist es **nicht** von Belang, wie **heftig** das Ereignis verstandesgemäß ist, sondern wie groß der augenblickliche Faktor der Überwältigung, wie groß die Irritation ist.
Es genügen Sekundenbruchteile, um das Nervensystem zu schockieren.

Es muss also kein Tsunami, Erdbeben oder Bombenangriff sein, um ein Nervensystem in den „Totstellmodus" zu bringen. Es genügt für manche Menschen eine Maus!
Alles, was in dem Augenblick **zu viel, zu schnell und zu heftig** für das System ist, überfordert unsere unmittelbaren Abwehr- und Ausgleichs-Mechanismen.

Besonders, wenn das System des betroffenen Menschen

- sehr empfindlich ist, z. B. in den ersten Lebensjahren oder
- bereits vorbelastet ist, z. B. durch lange andauernden Stress oder häufigere (auch kleinere) Schrecksituationen,

kann es sein, dass es durch einen kleinen Ausrutscher oder alltägliches Erschrecken in den „Totstell-Modus", auch Immobilität oder landläufig „Schockstarre" genannt, gerät.

Das „playing possum" oder Totstellen ist auch nicht das eigentliche Problem.
Dieser Mechanismus ist uralt und hat seinen instinktiven Ablauf.
Das Problem ist beim Menschen das **Anhalten** dieses Zustandes.

Der Totstell-Modus, der sich in Erstarren ausdrückt, geht oft mit Ohnmachtsgefühlen einher. Er muss auch nicht den ganzen Körper betreffen: Die Immobilität kann auch auf bestimmte Bereiche und Teile des Körpers oder der Wahrnehmung beschränkt bleiben.

## Der Mensch – ein hochentwickeltes tierisches Wesen

Unser menschlicher Körper ist in der Reaktion auf Bedrohungen dem Körper eines Säugetieres sehr ähnlich.

Tierhalter kennen das Verhalten ihrer Schützlinge bei tierärztlichen Eingriffen oder einer Operation: Ein Tier würde sich **niemals freiwillig** solch einer Situation aussetzen.
Es würde schreien, flüchten oder sich durch Kratzen, Beißen usw. aus der Situation zu befreien versuchen. Es entwickelt für diesen Kampf oder seine Flucht erstaunliche Kräfte.

Unser **menschlicher Körper** reagiert zwar wie der Körper eines Tieres auf Bedrohungen mit dem Flucht- oder Kampfreflex (mit Herzklopfen, Speichelfluss, Muskelanspannung und Mundtrockenheit oder Beißreflex z. B.) – wird aber meist vom **Verstand** diszipliniert.

Wir kennen alle Sätze und Gedanken wie:

„Ist ja schon wieder vorbei"… "du brauchst nicht (mehr) zu weinen"
„hat mich jemand gesehen?"
„das hilft jetzt nichts"
„Augen zu und durch"

oder auch „stell dich nicht so an", „du musst jetzt ganz stark sein" usw. usw.?

Solche und ähnliche, oft wohlgemeinte Sätze behindern den Körper in seiner natürlichen Funktion.

Die durch die - echte oder auch vermeintliche - Gefahrensituation in Sekundenbruchteilen hervorgerufene immense körperliche Kraft muss wieder verarbeitet werden.
Der Körper muss sie in Bewegung bringen – und zwar so lange, bis sie verbraucht ist.
Dann kehrt wieder Ruhe ein.

Durch die verstandesmäßige Disziplinierung wird diese Verarbeitung verhindert.
Eine Regeneration wird so blockiert.

Dieser Blockadeimpuls – so alltäglich er auch ist – kann fatale Folgen für unser Nervensystem haben.

## Die Blockade – die Symptome

Die Blockade kann zu anhaltenden Symptomen führen, z. B.

- leichte Erregbarkeit (schnell auf „180")
- Schreckhaftigkeit
- Ruhelosigkeit, Zappeligkeit
- Überwachsamkeit, übermäßige Empfindlichkeit auf Eindrücke
- Ängste, Schlafstörungen
- Herzrasen, Herzklopfen, hoher Blutdruck
- Ohnmachtsgefühle

Auf Dauer führt das auch zu:

- Erschöpfung
- Kraftlosigkeit
- Gefühl der geistigen Leere
- Apathie
- „abwesend" sein
- „herabgestimmt" sein,
- chronischen Schmerzen (ohne unmittelbare Ursachen)
- auch Depression oder Burn out kann mitunter auf diese Ursachen zurückgeführt werden

Das sind - neben anderen - die Symptome von „**Trauma**".

Viele Menschen mit Trauma fühlen sich gänzlich oder in einzelnen Körperteilen wie „betäubt", „versteinert", „eingefroren" oder schildern von sich, sie wären „wie eingerostet".

Es fühlt sich für manche auch an wie „mit einem Bein auf dem Gaspedal – und mit dem anderen auf der Bremse".
Und: natürlich können auch unsere Emotionen wie eingefroren, betäubt oder versteinert sein!

## Was ist ein „Trauma“?

Trauma ist also **nicht** ein zu intensives Ereignis an sich,
sondern die **Reaktion** des Körpers auf dieses Ereignis.

Trauma steckt nicht im Ereignis, sondern im Nervensystem des Menschen!

Zum Trauma wird anhaltender oder plötzlicher Stress erst, wenn der Körper in der Folgezeit **nicht ausreichend Gelegenheit** erhält, die mobilisierte und angestaute Energie zu verbrauchen, zu verarbeiten.

Verarbeiten sollte hier nicht verwechselt werden mit psychotherapeutischen Interventionen, mit „gedanklich verarbeiten“. Es bedeutet in diesem Zusammenhang vielmehr die körperliche Spannung in Bewegung zu bringen, den Körper „arbeiten“, ihn seine angestaute Energie verbrauchen zu lassen.

Es soll auch nicht verwechselt werden mit dem häufig zu beobachtenden exzessiven Sporttreiben, Arbeiten oder anderen Ausgleichshandlungen.
Diese Ersatzhandlungen bringen oft kurzzeitig eine Erleichterung und können unter bestimmten Voraussetzungen – weil sie immer wiederholt werden müssen - auch in ein süchtiges, abhängiges Verhalten übergehen.

Um die gebundene Energie wirklich angemessen verarbeiten zu können, muss der Körper die Erlaubnis bekommen, genau diejenigen **Bewegungen** machen zu dürfen, die dieser **Körper** (nicht der Verstand!) in **diesem Augenblick** machen will.
Das kann ein unwillkürliches Zittern, ein Abschütteln der Anspannung sein oder tiefes Atmen.
Auch Weinen, Seufzen, Lachen, Gähnen, oder Sich-strecken ist möglich und erlaubt - eben all das, wonach dir bzw. deinem Körper in der jeweiligen Situation zumute ist!

## Der Körper trägt die Last

Bis zur Entladung trägt der Körper die Last des Traumas, denn er muss die immense Energie (aus)halten.

Das Körpergedächtnis arbeitet jedoch zuverlässig sodass wir uns darauf verlassen können.
Der Körper weiß genau, was er braucht.

Auf diese Weisheit zu achten, kann man lernen!

Das benötigt natürlich anfangs Übung, denn wir sind nicht routiniert in der **folgerichtigen Einschätzung** dieser Vorgänge.
Häufig verwechseln wir gedankliche Wünsche oder Gewohnheiten mit den oben genannten einfachen Regungen und Bedürfnissen des Körpers.

Daher ist es hilfreich, sich jemandem anzuvertrauen, der diese Abläufe und die erforderlichen Erklärungen dazu bereits selbst ausführlich erfahren hat und deshalb gut kennt.

## Zwischendurch: „Übung“ Boden spüren, Gleichgewicht wahrnehmen

Vielleicht möchtest du jetzt einmal aufstehen und spüren,

- wie du am Boden stehst?
- wie sich deine Füße, deine Fußsohlen anfühlen?
  (sind sie kalt, warm, haben sie guten Kontakt zum Boden?)
- wie sich der restliche Körper anfühlt: Die Beine, das Becken, der Rücken etc.

Wie fühlt es sich an, wenn du

- die Füße ganz zusammenstellst...?
- ... oder im Gegenteil: breitbeinig stehst?
- Und vielleicht noch die Hände in die Hüften stemmst?

Probiere die verschiedenen Haltungen doch einfach einmal aus!

Und dann finde eine Position für deine Füße, die dir angenehm ist.

Wie ist es, wenn du dein Gewicht von einem Bein auf das andere verlagerst?

Vielleicht dabei ein Bein vom Boden hebst?
Und dann das andere?

Hast du Lust darauf, in den Knien zu federn? ... die Hüften zu schwingen?

Oder ist dir nach Hopsen? ... oder... Stampfen?

Wenn du es ausprobierst, merkst du, dass viele der angeblich „nutzlosen“ kindlichen Tätigkeiten herrlich sind!
Sie sind lustig, sie lassen unser Blut wieder zirkulieren
– und bringen damit alle Kräfte in unserem Körper in Schwung.
Und so natürlich auch unsere Gefühle.

Erinnere dich: Was hast du als Kind am liebsten gemacht?
Was hat dir richtig Spaß und Freude bereitet?

Es darf auch gelacht (und natürlich auch geweint!) werden...

## Hier entlang!

Der Weg zur Lösung ist es, dem **Körper** Stück für Stück die Erlaubnis zu geben, das zu machen, wonach ihm **jetzt** gerade ist.
Das ist oft gar nicht so leicht - eben, weil es ungewohnt ist. Es ist uns nicht geläufig.

Verständlich: Wer von uns wurde ermutigt, sich zu strecken, wenn ihm danach war?
Wie oft haben wir schon ein Gähnen unterdrückt oder ein Seufzen, weil unser Gegenüber das vermutlich missbilligt oder sich sorgen würde – oder ganz einfach, weil „man" es nicht macht?
In wie vielen Situationen haben wir unseren Emotionen deshalb nicht nachgegeben, ja nicht nachgeben können?

Für manche mag es das erste Mal in ihrem Leben sein, dass sie ermuntert werden, auf diese Bedürfnisse ihres Körpers zu hören – und sie zu erfüllen.

Wie du oben gesehen hast, haben wir viele Sätze und Verhaltensweisen verinnerlicht, die **unbewusst und unbeabsichtigt** unsere Befreiung von Spannungen blockieren.

Entspannen ist eigentlich eine einfache Sache. Jedes Tier kann es instinktiv.
Doch gerade, weil es so einfach und instinktiv ist, tun wir vernunftbegabten Menschen uns oft so unheimlich schwer damit.

Zum Entspannen brauchen wir eine wohlwollende Umgebung.
Am besten eine, die absolut wertfrei ist und sich deshalb sicher anfühlt.

Vergleichbar ist das mit Lesen-Lernen oder Radfahren-Lernen.
Das geht auch nicht gut mit Leistungsdruck!

Jeder, der diese und ähnliche Lern-Schritte selbst gemacht hat, weiß, wie holprig es sich anfangs anfühlt, und wie unsicher einen das macht.
Deshalb hilft es uns ungemein, jemanden als Helfer, als „Komplizen" zu haben.

**Unterstützung suchen...**

Ebenso wie man das Autofahren mit der Sicherheit eines erfahrenen Fahrlehrers und eines zweiten Spiegels, einer zweiten Bremse lernt, solltest du dich nicht scheuen, die Hilfe eines erfahrenen, in „Somatic Experiencing - SE ®“ (aus dem Amerikanischen: „Körper Erleben“) ausgebildeten „Praktikers“ in Anspruch zu nehmen. Erlaube es dir, denn du bist wichtig!

Im Anhang findest du Internet-Seiten mit Therapeuten-Listen. Wenn du meinst, traumatisiert zu sein, ist es besonders wichtig, dass du dir Begleitung suchst. Denke daran, dass es immer starke Energien sind, die mit heftigen Erlebnissen einhergehen.

Er oder sie hat Erfahrung mit Gas und Bremspedal des Körpers, mit den „Hinweisschildern“ der Umgebung – mit allem, was man anfangs übersehen kann, weil man mit dem eigentlichen Lernen so beschäftigt ist. Mit seiner Hilfe und dem behaglichen Ort, den er oder sie dir zur Verfügung stellt, ist das „Sich-selbst-kennenlernen“ eine unglaubliche Bereicherung!

Wenn du deinem Körper die Erlaubnis gibst und ihn eine angenehme, sichere Umgebung erfahren lässt, wird er seinem Bedürfnis nachgeben: Er wird immer mehr anfangen, sich zu recken, zu strecken oder zu gähnen, manchmal wird er etwas abschütteln, zittern oder schaudern...

Auf diesem behutsamen Weg wird es möglich, auch in größeren Bewegungsabläufen mit einem blockierten Nervensystem wieder in Balance zu kommen.

So nimmt Deine Resilienz, deine Ausgleichsfähigkeit zu und du gelangst wieder in den Fluss des Lebens zurück: Ein Fluss, der dich trägt!

Das schöne dabei ist: Du erlernst auf diesem Weg Tätigkeiten, die sich unbewusst ins Leben einbauen. Ebenso wie Rad- oder Autofahren und Lesen oder Schreiben irgendwann wie automatisch funktionieren, lernst du - wie selbstverständlich - immer besser mit dir selbst und deinen Herausforderungen umzugehen.

So kann der Körper langsam auch alte Spannungen abbauen.
Die bestehenden Symptome können sich verringern und auflösen.

Gleichzeitig erweiterst du dein Repertoire, in Zukunft auf mögliche Belastungen zu reagieren.
Und das nicht nur mit dem Verstand, sondern vor allem mit dem Körper.
Denn er ist es ja schließlich, der alle Handlungen – auch die unscheinbarsten - ausführt.

## Was kannst du jetzt sofort schon tun?

Warum werden wildlebende Tiere – im Gegensatz zum Menschen – nicht traumatisiert?
Und das, obwohl sie tagtäglich und vielleicht sogar täglich mehrfach lebensbedrohlichen Situationen ausgesetzt sind?

Wir können uns diese Fragen stellen und dann Tiere beobachten (oder dazu die Erinnerung zu Hilfe nehmen).

Sehr eindrücklich ist uns das Beobachten bei Katzen möglich, weil sie mit uns Menschen leben, sich aber dennoch nicht domestizieren lassen.

Was können wir von Tieren lernen?

- uns zu strecken, zu räkeln (und wieder... und wieder...)
- zu gähnen
- zu seufzen
- spontane tiefe Atemzüge zu machen
- uns weniger von anderen gängeln zu lassen,
- Grenzen zu setzen (wie lange lässt sich eine Katze streicheln, wenn sie das nicht mag? ... und was macht sie dann?)

Und so weiter...
überlege selbst, was dir noch dazu einfällt!

Alle diese einfachen Tätigkeiten helfen dem Körper, aus einer Starre „aufzutauen“, aus einer „Versteinerung“ zu erwachen.

## Aber natürlich sind wir keine Tiere!

Wir können darüber hinaus anfangen, uns immer mehr und mehr auch andere – zutiefst menschliche - Regungen zu erlauben. Das ist nicht immer selbstverständlich:

- weinen, wenn wir traurig sind
- lachen, wenn wir etwas lustig finden
- aus ganzem Herzen seufzen
- summen, brummen
- juchzen, wenn uns danach ist
- uns selber einmal berühren, streiche(l)n, anfassen („aufwecken, auftauen")

Wir können auch mal wieder kindliches (kindisches?) Verhalten ausprobieren

- kichern,
- hüpfen,
- hopserlaufen,
- schnauben,
- prusten,
- mit den Füßen stampfen
- Grimassen schneiden: Stirn runzeln, Zunge herausstrecken, Schmollmund machen... oder
- schmollen!

Oder wie wär es mit.... spielen?

## Zeit „einbauen“

Apropos Spielen: Wer sehnt sich nicht danach, **Zeit zu haben** und einfach zu **leben**?
Sich Zeit lassen oder sie auch einmal ganz vergessen zu können?

Sich Zeit lassen zu können ist eine sehr wichtige Fähigkeit.
Eine Fähigkeit, die uns im hektischen Alltag oft abhanden kommt und uns deshalb schwer fällt.
Erst sie öffnet uns Türen, die uns sonst verschlossen bleiben.

Wenn du dir einige Augenblicke Zeit gibst fürs Gähnen, Grimassen schneiden und Räkeln, wirst du vielleicht bemerken, dass der Körper diese angenehmen Handlungen ausbaut.

Achtsames in sich hinein**spüren** (nicht hinein**denken**) ist ein Schlüssel zum Abbau von Spannung und zum Kennenlernen unserer Körperfunktionen.

Das achtsame Hineindenken ist auch wichtig und kann uns helfen.

Aber das Spüren – und das **behutsame Tun** - wird oft vernachlässigt.
Mit fatalen Folgen.
Deshalb gibt es dieses Büchlein.

Denk bitte daran: Schreiben und Lesen oder Rechnen hat **niemand** durch das Hören eines Vortrages gelernt. Oder Autofahren oder Radfahren durch das Lesen eines Buches.

Ebenso wenig klappt das mit dem Wieder-Erlernen unserer uralten, instinktiven Fähigkeiten der (Trauma-) Heilung. So arbeitet unser Stammhirn nicht. Auch nicht das limbische System.

Unser Stammhirn (und unser Körper) lernt am besten durch behutsames, achtsames Tun:
Es „versteht“ Bewegungen und es braucht Zeit.

Lernen ist ein Prozess.

**Ressourcen finden...**

Über diese „tierischen“ und kindlichen Fähigkeiten und das sich Zeit nehmen hinaus hilft uns das Ressourcen finden.

Kennst du Janoschs kleinen Tiger und kleinen Bär?
Die beiden hatten alles, was das Herz begehrte.
Für die täglichen Bedürfnisse ging der Bär angeln und
der kleine Tiger ging in den Wald. Pilze finden.

Er ging nicht Pilze **suchen** – sondern Pilze **finden.**

So ähnlich können wir es auch mit unseren Ressourcen machen.
Unsere Ressourcen sind da ...
Machen wir uns also auf, die Ressourcen zu finden – und zu ernten!

Wenn du Lust hast, mache es dir gemütlich, hol dir etwas zu schreiben und beantworte dir folgende Fragen:

- An was erinnere ich mich gerne?
    - ➤ Was war daran so schön?

- Was mache ich gerne?
    - ➤ Warum mache ich es gerne?
      (habe ich endlich einmal Zeit, behagt mir die Tätigkeit körperlich, kann ich es gut, ist die Umgebung schön ... etc.)

- Wo halte ich mich gerne auf, wo lebe ich gerne?
    - ➤ Was tut mir an diesem Ort gut?

Schwieriger kann das Beantworten folgender Fragen sein (dann überlies sie doch erst einmal):

- Was kann ich gut?
    - ➤ Warum kann ich es gut? (bin ich geschickt, macht es mir Spaß?...etc.)

- Mit welchen Menschen verbringe ich gerne meine Zeit?

## ... und zur neuen Er-fahrung werden lassen

Ressourcen zu sammeln kann sehr schön sein und uns ungemein bereichern.
Manchmal ist es aber auch schwer, weil wir uns dadurch natürlich auch an unsere Defizite erinnern.
An das, was im Leben schwer ist oder schwer war.

Deshalb solltest du dir auch damit wieder Zeit lassen und einen möglichen Widerstand ernst nehmen!
Dieser Widerstand beschützte dich in der Vergangenheit und macht das oft auch heute noch.

Jedes Mal jedoch, wenn du dich ein wenig auf einen wohlwollenden Blick auf dein Leben einlassen kannst, erkennst du die Reichtümer deines Lebens!
Wenn du dann noch beobachtest, was das Er-innern deiner Ressourcen mit dir macht, eroberst du dir neue **Erfahrungen**.

Du erkundest bislang unbewusste, unkartierte weiße Flecken deiner inneren Landschaft.
Du machst dich sozusagen auf zu neuen Ufern und eroberst... dich selbst!
So wirst du mehr und mehr „Herr“ oder „Frau“ deines eigenen inneren Kontinents!

Zur Erfahrung wird eine **schöne Ressource**, wenn wir die Verstandesfunktion unseres Nervensystems nutzen und damit im restlichen Nervensystem gänzlich neue - manchmal auch bestehende aber bislang noch un-bewusste – Verbindungen und Verknüpfungen entwickeln!

Kannst du dich an die unzähligen Synapsen der Nervenzellen erinnern, die sich verändern je nachdem, was du mit deinem Körper machst? Von diesen Verbindungen ist hier die Rede!

Wir entwickeln neue bereichernde Verknüpfungen, indem wir **schöne, angenehme** Sinneseindrücke (Hör-, Fühl- oder Spürbilder) aus unserer Erinnerung ganz **bewusst verbinden** mit

- unseren Emotionen,
- unserem Verhalten - bewussten und unbewussten Bewegungen und
- unseren Empfindungen

Wichtig dabei ist auch, dass wir diesem „sich Verbinden“ in unserem Inneren auch die Zeit lassen, die es braucht.

**Zwischendurch: „Übung“ Ankommen, sich orientieren, Atmen wahrnehmen**

Nimm wahr, wo du dich jetzt im Augenblick befindest.
Was siehst du gerade JETZT? Was hörst du gerade JETZT?

Sitzt du?

Hast du eine Lehne – oder etwas anderes zum Anlehnen – im Rücken?
Wie fühlt sich diese Lehne an?
Ist sie warm oder kalt? Hart oder weich? Angenehm oder unangenehm?

Nimmst du deine Füße wahr?
Hast du Boden unter den Füßen?
Wie ist der Kontakt zum Boden? Deutlich oder weniger deutlich?
Wie fühlt sich der Boden an?
Ist er warm oder kalt – oder etwas dazwischen? Ist es angenehm?

Wenn du liegst:

Wo hat dein Körper Kontakt mit der Unterlage, mit einem Kissen etc.?
Wie fühlt sich dieser Kontakt an?

**Wie ist deine Atmung?**

Bitte beobachte deine Atemzüge OHNE Wertung und ohne sie verändern zu wollen.
Nimm sie einfach wahr. Lass dir Zeit.

Atmest du eher schnell – oder langsam?
Kann die Atmung fließen oder stockt sie irgendwo?

Wohin breitet sich deine Atmung aus – bis wohin bewegen dich deine Atemzüge:
Bis in den Bauch? Bis in den Rücken, ins Becken, in den Nacken?
(Es ist in Ordnung, so wie es jetzt ist!)

Und dann spür wieder den Kontakt zum Boden, zur Sitz- oder Liegefläche, zur Rückenlehne.

Und nimm wieder wahr, wo du dich im Augenblick befindest: was siehst du jetzt, was hörst du jetzt?

## Achtsam sein

Leider erfolgt diese Verankerung des Erlebten nicht nur bei den angenehmen Dingen des Lebens. Sie geschah auch bei unangenehmen oder überwältigenden Erlebnissen in unserer Vergangenheit. Hierbei entstanden sogar überstarke unbewusste Verbindungen, sogenannte „Kopplungen".

Sich an ein unangenehmes Geschehen zu erinnern ist für den Körper beinahe so, als ob er es in diesem Augenblick wieder erleben würde – häufig sogar mit gleichen oder ähnlichen vegetativen Reaktionen: Erregung, Herzklopfen, Schweißausbrüche, sich zusammenziehen etc.

Das Erlebte hat vielleicht „damals und dort" bereits diese Reaktionen hervorgerufen. Wurde die mobilisierte Energie in der Zwischenzeit nicht entladen, werden bei jeder (bewussten oder unbewussten) Erinnerung an das Geschehene die entwickelten Verknüpfungen wieder aktiviert.

So werden problematische Kopplungen im Nervensystem mit jedem Erzählen, mit jedem bewussten Sich-Erinnern verstärkt.
**Deshalb ist es nicht zwangsläufig gut, über Belastendes oder Überwältigendes zu sprechen. Im Gegenteil.**

Denn: Wird ein in der Vergangenheit überwältigendes Erlebnis heute wieder als überfordernd erlebt, kann es zu einer sogenannten Re-Traumatisierung (erneute Traumatisierung) kommen.
Dies ist ein sehr belastendes Geschehen.

Eine Re-Traumatisierung kann und sollte gewissenhaft vermieden werden!

Deshalb solltest du

- achtsam und in klein(st)en Schritten vorgehen (Pausen machen S. 6, „Zeit einbauen" S. 36, 42)
- Widerstände (= ganz persönliche Grenzen) wahrnehmen und ernst nehmen
- lösungs-orientiert handeln (beschriebene „Übungen" in den Alltag einbauen - S. 15, 22, 31, 39, Ressourcen finden und verankern - S. 37, 38, 41, 43)
- dich im „Hier und Jetzt" orientieren (s. S. 39 und 43) und
- und dir Ent-ladungen ermöglichen und erlauben (auch die kleinsten und unscheinbarsten)

Das alles führt mit der Zeit zur Stärkung der Erfahrung von „JA! Ich kann... ".
Und wie bereits angesprochen: oft ist Unterstützung - ein Komplize - eine sehr starke Ressource!
Manche Dinge kann man nicht alleine machen.

## Ganz sein erleben

Durch das bewusste Verbinden der „Anteile“ unseres drei-einigen Gehirns (Instinkt, Gefühle, rationales Denken) erleben wir unsere Ganzheit. Das hört sich irgendwie hochtrabend an – aber eigentlich ist es das wohlige Gewahrsein, **jetzt hier** zu sein: Zur richtigen Zeit am richtigen Ort.

Die entsprechenden Gefühle stellen sich auch ein: Erleichterung, vielleicht Freude, Zufriedenheit …
Auf diesem Weg erfahren wir, wie uns unsere schönen Erinnerungen stärken.

Das geschieht, indem wir zwischen den „Anteilen“ pendeln:
Wir verbinden bewusstes „Erinnern“, Denken, Fühlen, Spüren und (instinktives, unbewusstes) Bewegen mit achtsamem Handeln.

Erinnerst du dich z. B. an einen schönen Sonnenuntergang, herrliche Musik, einen strahlend blauen Himmel – oder einen Pulverschnee-Hang, beruhigendes Meeresrauschen…?
Spürst du noch das weiche Moos unter deinen Füßen, die warme Sonne auf der Haut, die helfende Hand oder die angenehme Berührung von damals?

Was passiert dann?
Lässt dich diese Erinnerung lächeln - oder sogar lachen? Seufzen? Weinen vor Erleichterung?
Oder wirst du ruhig, vertieft sich dein Atem?

- Verhalten

Was geschieht noch?
Wird dir warm, bekommst du Schmetterlinge im Bauch oder eine Gänsehaut?

- Empfindungen

Freust du dich über die Erinnerungen?
Bist du auch im Nachhinein noch beglückt… erleichtert…?

- Emotionen

Möchtest du dich Räkeln, Trällern oder vielleicht sogar Tanzen? Springen?

- Bewusstes Handeln

Und so schließt sich der Zyklus und kann gleichzeitig wieder neu beginnen…

Wenn du Lust hast, kannst du es ja ausprobieren.

**Wieder: Zeit lassen...**

Es kann sein, dass du beim Ausprobieren zu viel willst oder übermütig wirst.
Dann ist es gut, wenn du dich wieder ein wenig übst im „Geschwindigkeit herausnehmen".
Denn manchmal tut ja Übermut nicht gut... (auch das kennen wir doch noch unangenehm aus unserer Kindheit...).

So wie Erwachsene manchmal achtsam, manchmal auch bestimmt übermütige Kinder verlangsamen oder zurückhalten (müssen), damit sie sich nicht überfordern oder verletzen, ist es zweckmäßig, dass auch wir Erwachsene unseren eigenen heutigen Überschwang – auch im schönsten Tun - manchmal ein wenig zügeln, um uns nicht zu überfordern.

Doch aufgeschoben ist nicht aufgehoben, denn wir wissen:
Lesen und Schreiben oder Autofahren hat niemand an einem Tag gelernt.

Bitte lass dir deshalb auch für diesen Prozess alle Zeit, die du brauchst:
**Weniger ist mehr!**

Du kommst entspannter – und oft auch schneller, ohne Umwege - an dein Ziel, wenn du achtsam und bedächtig deine Schritte machst.

Verteidige dein „Zeit lassen" gegenüber dem ungeduldigen Verstand...
...auch gegenüber der Ungeduld anderer Menschen!

Ein bisschen ähnelt dieses neuartige Kennenlernen unseres Nervensystems auch dem Gehen oder Sprechen lernen.

Es ist wie die eigene Körpersprache verstehen und bewusst einsetzen lernen.

**... und deshalb sicher ankommen.**

Denk daran: Egal, was in deinem Leben war, du bist **jetzt hier** und liest diese Zeilen!

Du hast also **alle** Fähigkeiten und Ressourcen in dir und um dich, die du benötigt hast.
Du hast deinen Lebensweg trotz aller Schwierigkeiten, die er bereithielt, bis hierher geschafft.
**Du hast es geschafft!**

Nun sind wir am erstmaligen Ziel unserer heutigen Reise angelangt.
Wir sind wieder im „Hier und Jetzt" angekommen.

Nimmst du es wahr, wie du auf deinem Stuhl, in deinem Sessel sitzt?
Hast du deinen Rücken angelehnt, die Füße auf dem Boden?

Vielleicht kannst du es sogar genießen?

Und vielleicht möchtest du dich auch irgendwann einmal weiter aufmachen um **deine ureigene Reise fortzusetzen**: Eine Reise, bei der du die Kraft, Tiefe und Freude, die in dir steckt, wiederfinden kannst.

Dieses Büchlein wird dir dabei ein treuer Begleiter sein.
Nimm es immer wieder zur Hand.
Denn wahrscheinlich wirst du jedes Mal wieder etwas „Neues" entdecken, das du für dein Leben nutzen kannst!

Ich wünsche dir dabei viel Freude – lass es dir gut gehen!

Herzlich,
Elisabeth Koch

Elisabeth Koch

Was vor uns liegt und was hinter uns liegt,
ist nichts im Vergleich zu dem, was in uns liegt.
Und wenn wir das, was in uns liegt,
nach außen in die Welt tragen,
geschehen Wunder.

**H.D. Thoreau**

Unsere tiefste Angst ist nicht,
dass wir unzulänglich sind.
Unsere tiefste Angst ist,
dass wir unermesslich machtvoll sind.
Es ist unser Licht, das wir fürchten,
nicht unsere Dunkelheit.
Wir fragen uns:
„Wer bin ich denn eigentlich,
dass ich leuchtend, hinreißend, begnadet und fantastisch sein darf?"
Ich aber frage dich: Wer bist du denn, es nicht zu sein?
Du bist ein Kind Gottes.
Wenn du dich klein machst, dient das der Welt nicht.
Es hat nichts mit Erleuchtung zu tun,
wenn du schrumpfst, damit andere um dich herum
sich nicht verunsichert fühlen.
Wir wurden geboren, um die Herrlichkeit Gottes
zu verwirklichen, die in uns ist.
Sie ist nicht nur in einigen von uns,
sie ist in jedem Menschen.
Und wenn wir unser eigenes Licht erstrahlen lassen,
geben wir unbewusst anderen Menschen die Erlaubnis,
dasselbe zu tun.
Wenn wir uns von unserer eigenen Angst befreit haben,
wird unsere Gegenwart ohne unser Zutun andere befreien.

**Nelson Mandela**
ehem. Staatspräsident Südafrika in seiner Antrittsrede 1992 zitiert Marianne Williamsen

**Zum Weiterlesen:**

| | |
|---|---|
| **Dr. Peter A. Levine:** | Vom Trauma befreien, Kösel Verlag (2011)<br>Trauma-Heilung - Das Erwachen des Tigers, Synthesis Verlag (1999)<br>Sprache ohne Worte – Wie unser Körper Trauma verarbeitet und uns in die innere Balance zurückführt, Kösel Verlag (2011)<br>Trauma und Gedächtnis, Kösel Verlag (2016) |
| **zus. mit Maggie Kline:** | Verwundete Kinderseelen heilen (2005)<br>Kinder vor seelischen Verletzungen schützen (2010)<br>beide Kösel-Verlag |
| **zus. mit Maggie Phillips:** | Vom Schmerz befreit, Kösel (2013) |
| **Dr. Max Otto Bruker:** | Lebensbedingte Krankheiten, emu Verlag (2011) |
| **Prof. Dr. Gerald Hüther:** | Bedienungsanleitung für ein menschliches Gehirn (2013)<br>Die Macht der inneren Bilder (2014)<br>Biologie der Angst (2014), alle: Vandenhoeck & Ruprecht Verlag |
| **Dr. Isa Grüber:** | Was der Körper zu sagen hat, südwest Verlag (2013) |
| **Jaqueline Schneider** | Alles ist wieder gut, Eigenverlag |
| **Prof. Dr. Luise Reddemann:** | Imagination als heilsame Kraft, (2007)<br>Traumatherapie PITT – Das Manual, beide Klett-Cotta Verlag (2011)<br>Eine Reise von 1000 Meilen, Herder spektrum (2007) |
| **zus. mit Dr. Cornelia Dehner-Rau:** | Trauma – Folgen erkennen, überwinden und an ihnen wachsen, Trias Verlag (2007) |
| **Prof. Dr. Michaela Huber:** | Der innere Garten, Junfermann-Verlag (2010) |
| **Prof. Ph. D. Stephen W. Porges:** | Die Polyvagal-Theorie, Junfermann (2010) |
| **Babette Rothschild:** | Der Körper erinnert sich, Synthesis Verlag (2011) |
| **Julie Henderson:** | Embodying, Well-Being, AJZ Druck & Verlag (2012) |
| **Bettina Alberti:** | Seelische Trümmer, Kösel Verlag (2010) |

Im Internet (Beschreibung der Methode „Somatic Experiencing ®“ und Therapeuten-Liste):
www.somatic-experiencing.de
www.somaticexperiencing.at

außerdem:
www.traumahealing.org

Die Youtube-Videos sind unter dem jeweils genannten Titel zu finden.

## Danksagung

Ich danke von Herzen meiner wundervollen Familie!

Außerdem danke ich meinen Lehrern:
Dr. med. M. O. Bruker
Er brachte mir als erster unser vegetatives System und seine Funktionsweise nahe.
Ina Konrad-Schiener
Sie ermöglichte mir den bewussten Kontakt zu MEINEM Vegetativum – bis heute.
Itta Wiedenmann
Von ihr lernte ich die ersten theoretischen Zusammenhänge und die praktische Umsetzung.
Seither darf ich Somatic Experiencing von vielen Ärzten, Psychotherapeuten und Körpertherapeuten lernen.
Unter ihnen danke ich natürlich ganz besonders
Dr. Peter A. Levine
Für seinen Spürsinn und die unerschütterliche Beharrlichkeit, die es uns SE-Praktikern heute ermöglicht, mit dieser außergewöhnlichen Methode zu arbeiten und zu wachsen!

„Wenn der Schüler bereit ist, erscheint der Lehrer“ - chinesische Weisheit

Deine Notizen:

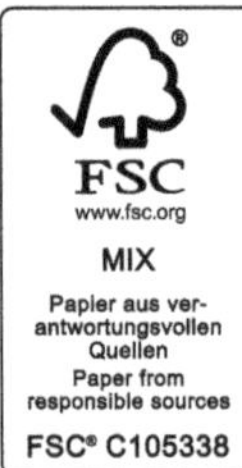


Wichtiger Hinweis:

Dies ist keine wissenschaftliche Arbeit, sondern ein Praxisratgeber. Er dient dem Verständnis grundlegender Zusammenhänge, der Alltagsbewältigung und Selbstfürsorge.
Natürlich kann dieser Ratgeber die Diagnose und Therapie durch einen Arzt, Heilpraktiker oder Psychotherapeuten nicht ersetzen.
Die vorgestellten Übungen sind zur Ergänzung und Unterstützung gedacht.
Wenn sich Traumasymptome zeigen, empfehle ich, kompetente professionelle Hilfe in Anspruch nehmen.

Geschützte Warennamen (Warenzeichen) sind nicht immer besonders kenntlich gemacht.
Aus dem Fehlen eines solchen Hinweises kann nicht geschlossen werden, dass es sich um einen freien Warennamen handelt.
Ich übernehme keine Garantie oder Haftung für Personen-, Sach- oder Vermögensschäden.

Bibliografische Information der Deutschen Nationalbibliothek
Die Deutsche Nationalbibliothek verzeichnet diese Publikation in der Deutschen Nationalbibliografie, detaillierte bibliografische Daten sind im Internet über http://dnb.dnb.de abrufbar.

**Impressum**


Umschlaggestaltung, Illustration: GrafikDesign Posavec , www.grafikdesign-traunstein.de
Herstellung und Verlag: BoD - Books on Demand, Norderstedt


Externe Links konnten nur bis zur Drucklegung eingesehen werden.
Auf eine Veränderung dieser Links habe ich keinen Einfluss.

ISBN 978-3-7431-8092-5